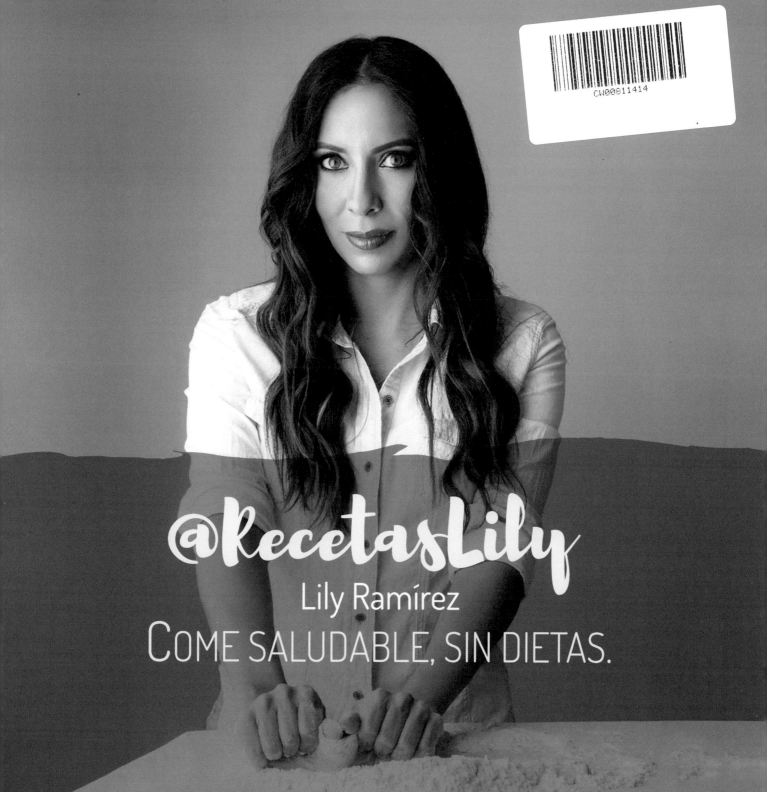

CW00811414

@RecetasLily

Lily Ramírez

COME SALUDABLE, SIN DIETAS.

Prólogo

¿Cómo empiezo?
Probablemente es una de las preguntas que con más frecuencia me hacen las personas que quieren cambiar sus hábitos. Siempre respondo a esa pregunta de esta manera: preguntar y averiguar, ya es un buen comienzo.

El darte cuenta que necesitas un cambio, ya sea por salud, autoestima, curiosidad o cualquiera que sea el motivo es el primer paso para empezar .

Muchas personas tienen que pasar por varias dietas, someterse a tratamientos e incluso operaciones para poder darse cuenta que muchos de estos procedimientos no los lleva a conseguir algo sostenible en el tiempo.

La filosofía de este libro es inspirarte a buscar opciones para lograr un estilo de vida saludable, que sea sostenible en el tiempo, que logres amarte y valorar cada minuto que te dedicas a través de la cocina y proveerte las herramientas para cambiar tus hábitos y transformar tu vida.

El amor entra por la cocina y el amor hacia ti mismo tiene que ser el más importante.

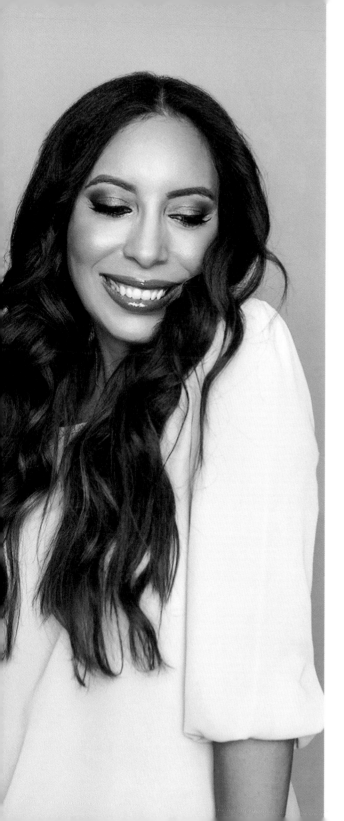

Deseo poder inspirarte con este libro a lograr la vida saludable que necesitas.

Que cuando te des cuenta que los hábitos ya forman parte de tu vida, te puedas sentir orgulloso y satisfecho por alcanzarlo .

Mi más profundo deseo es que logres ser la persona más saludable, feliz y productiva que puedas ser.

Con amor.
Lily

Mas inspiración en:
www.Recetaslily.com
https://www.youtube.com/c/recetaslily

También por Lilibeth Ramírez

Yo No hago dieta,
30 recetas de Lily Ramírez
@Recetaslily

Fotografía de platos y alimentos
Lilibeth Ramírez

Fotografía de Portada y retratos de Lily
Bonnie Rodríguez
@Bonnierzm
Maquillaje
Roberto Ramos
@makeupbyRobertoRamos

Diseño gráfico de portada
Diseño Gráfico del libro
Giancarlo Cioffi

Cocina, sonríe, disfruta...

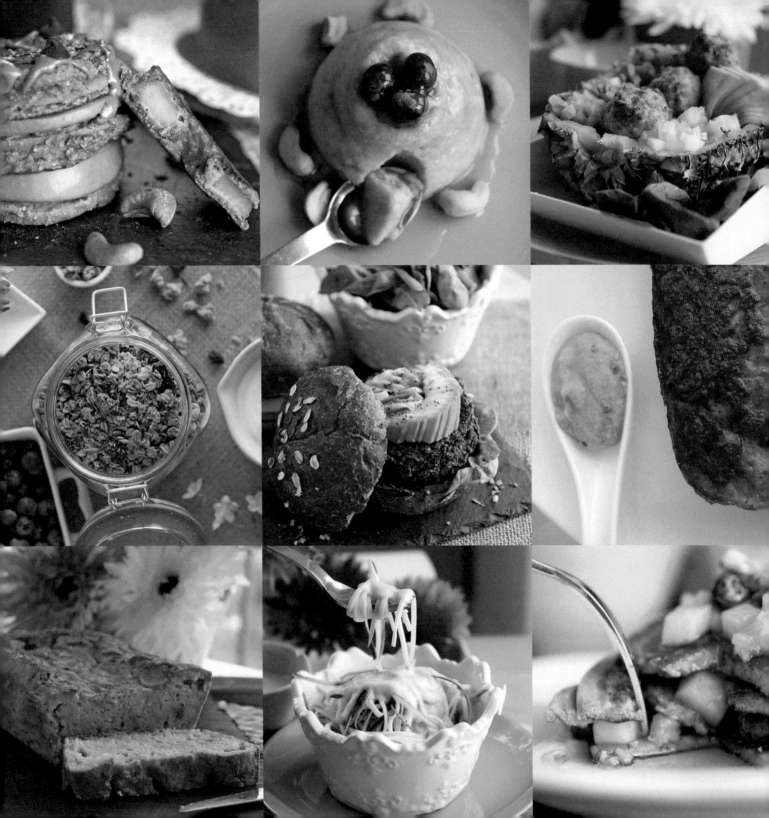

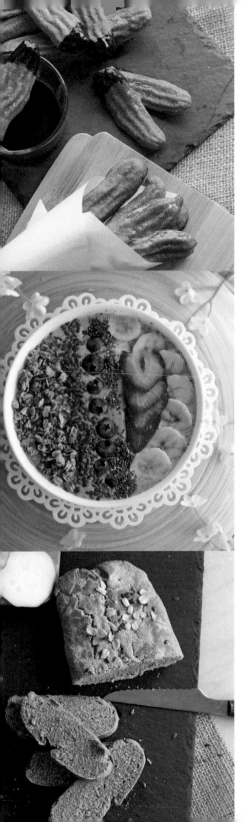

Índice

Comer saludable no es igual a comer sin control

Uno de los errores más comunes en los que caemos cuando empezamos a comer saludable es creer que estos alimentos por ser "saludables" no importa las cantidades que comamos de ellas, nunca nos engordaran... pero lamento decirles que no es así.

Los alimentos saludables son ingredientes que aportan muchos nutrientes a nuestro organismo pero no están exentos de calorías, es por eso que debemos tomarlos en su medida adecuada y movernos para poder quemarlos y así crear un buen equilibrio en nuestro metabolismo.

¿Y cuál es esa medida adecuada?

Hay algo que se llama la ecuación del equilibrio calórico y balance energético, cuando aprendes a darle a cada caloría el valor que representa, serás consciente que para poder mantener una vida saludable de por vida, debes lograr un equilibrio entre las calorías consumidas y las calorías que tu cuerpo quema.

Una caloría es una unidad de energía proporcionada por los alimentos.
Una caloría es una caloría, independientemente de dónde provenga.

Cada alimento está compuesto de una cantidad específica de nutrientes como lo son: los carbohidratos, grasas, azúcares y proteínas, como dije anteriormente; cada alimento que consumes contienen calorías, algunos alimentos son más saludables que otros pero todos tienen carga calórica.

¿Tengo equilibrio Calórico?

El equilibrio calórico es como una balanza donde por un lado tendremos todo lo que consumimos en un día y por el otro todo lo que quemamos, ya sea a través de las funciones básicas para vivir y las actividades que hacemos adicionalmente.

Calorías consumidas = alimentos y bebidas.
Calorías gastadas = funciones corporales y actividad física.

Para lograr un equilibrio debemos mantener un balance entre las calorías que consumimos y las calorías que quemamos.
Eso quiere decir que el balance calórico es la diferencia entre la ingesta de energía y el gasto energético total.

Equilibrio calórico:
Ingesta de energía – Gasto energético = Reserva energética
Si es positivo la energía se almacena en el tejido graso del organismo
Si es negativo se produce una pérdida de peso.

Esto quiere decir, que la única forma de mantener el peso corporal es manteniendo un equilibrio entre estos dos indicadores y la única forma de bajar de peso es quemar más calorías de las que se consumen.

Entendiendo esto, ¿por qué aumentamos de peso?
Porque se come más cantidad de calorías que las que el organismo utiliza.

¿Tengo equilibrio calórico?
 Si su peso corporal se mantiene estable es porque tienes equilibrio calórico.

Si necesitas aumentar de peso o perder peso, para lograr tu objetivo necesitarás inclinar la balanza en una u otra dirección.

En conclusión podemos decir que el cuerpo de cada persona es único y puede tener diferentes requerimientos. Un estilo de vida saludable requiere equilibrio, en los alimentos y bebidas que consume, en la forma de llevar a cabo sus actividades diarias y en la cantidad de actividad física o ejercicio que incluya en su rutina diaria. Si bien no es necesario contar calorías, es algo que puede ayudarte en el comienzo para tener más conciencia de tus hábitos alimenticios mientras intentas lograr un equilibrio calórico. La prueba final de equilibrio es si aumentas, mantienes o baja de peso.

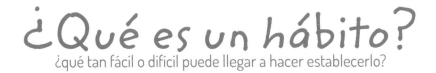

¿Qué es un hábito?
¿qué tan fácil o difícil puede llegar a hacer establecerlo?

Un hábito es todo comportamiento que repetido frencuentemente llega un momento en que sólo requiere de un pequeño o ningún raciocinio, es automático. Los hábitos se aprenden, no son innatos.

Son aprendizajes que se adquieren y deben ser provocados para que se realicen. Cada persona crea su forma de ser, influenciada por los códigos y patrones que recibe en el medio que la rodea .

A medida que se construye una identidad, estilo de vida, valores y creencias en un individuo, se define también su actitud para enfrentar la vida y su forma de actuar ante la sociedad.

Por tanto los hábitos se crean, no se obtienen por herencia, se pueden volver necesidades y nos llevan a realizar acciones automatizadas.

¿Cómo se logra establecer un hábito?

Solo quién ha logrado establecer un buen hábito o eliminado uno malo, puede saber lo difícil o fácil que puede ser.

¿Alguna vez has intentado establecer una rutina de ejercicio, dejar algún mal hábito, o cambiar un comportamiento habitual? entonces entiendes lo poderoso que pueden ser nuestros hábitos.

Son parte inherente de lo que somos. Es más, una vez establecidos, nuestros hábitos parecen ser automáticos. Parecen tomar vida propia, siendo invisibles e incuestionables.

La gran mayoría de la veces no nos resulta tan fácil crear o establecer un nuevo hábito cuando queremos. Esto se torna difícil cuando no somos constantes. Todo lo que hacemos, o pensamos, está regido por impulsos neurológicos entre las células de nuestro cerebro. Con la repetición de un comportamiento, el cerebro empieza a formar "caminos" o secuencias que toman los impulsos eléctricos, de tal manera que con el tiempo esos caminos se convierten usuales y automáticos.

En la repetición podría estar la clave para lograr establecer un hábito. Al tomar una serie de pasos que aprovechan la repetición de un comportamiento, se logra establecer una nueva secuencia que crea un nuevo comportamiento habitual.

¿Cómo podemos ser constantes y no abandonar al empezar a crear un hábito?

Debes estar totalmente convencido de por qué quieres adquirir ese nuevo hábito, una vez empieces, no te plantees objetivos demasiado grandes, ya que el verlos imposibles a corto plazo, puede sabotear tu motivación.

Te sugiero que hagas una gran meta y luego una lista con pequeños objetivos a corto plazo. Así te será mas fácil ir alcanzándolos y te sentirás mas motivado.

Es importante que en el proceso te premies cada vez que alcances metas cortas, de esta manera te incentivas a continuar.
Ejemplo: La gran meta puede ser bajar 10 kg
Y una pequeña meta alcanzable en corto plazo puede ser tomar varios vasos de agua en un día.

Iniciar un cambio parece complicado, pero esto es sólo al principio porque después, conforme pasa el tiempo, el proceso se vuelve cada vez más fácil y divertido.

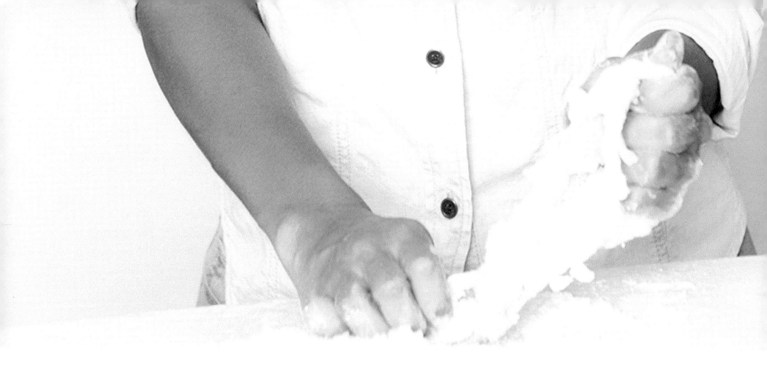

5 hábitos

que debes adquirir para lograr un estilo de vida saludable

1- Comer saludable, controlando las porciones y por lo menos 5 veces al día.
2- Hacer ejercicios.
3- Tomar agua.
4- Dormir bien.
5- Dedicarle tiempo a lo que te apasiona.

Los alimentos son tu mejor medicina

"Que la comida sea tu medicina y la medicina sea tu alimento", ya lo decía Hipócrates .

Nuestro estilo de vida cambiante y acelerado cada día nos hace más difícil poder consumir los suficientes nutrientes necesarios para tener un rendimiento óptimo en nuestra vida.

Nos hemos olvidado del verdadero propósito de comer, que es nutrir nuestros cuerpos.

Actualmente la opción más rápida, ecónomica y conveniente, son los alimentos refinados, procesados, fritos, dulces y grasos. Los encontramos en todos lados y logran saciarnos, pero no contienen los nutrientes, vitaminas y minerales que necesita nuestro organismo para sus funciones básicas.

Desde pequeños comenzamos a ser bombardeados con innumerables marcas llenas de azúcares y calorías vacías, es por eso que cada vez más personas sufren de carencias y desórdenes nutricionales que a la larga afectarán su salud y su estado anímico.

Cada vez estamos más cansados y recurrimos a más excitantes como el café, refrescos y dulces en busca de energía rápida y así una y otra vez, cada vez más cantidades.

La buena noticia es que en la mayoría de los casos puedes revertir la situación con un cambio en tu dieta y en tu estilo de vida.

¿Cómo medir porciones?

Uno de los hábitos más importantes de tu alimentación y el que más te ayudará a comer lo que necesitas es aprender a controlar tus porciones, olvídate de comer hasta quedar lleno, tu cuerpo no necesita todo eso.

Proteínas	La porción de carnes debe ser igual a la palma de tu mano con los dedos juntos.	
Vegetales Cocidos y frutas	La porción debe ser Igual al hueco de tu mano	
Grasas	Mantequillas y aceites: del tamaño de la mitad de tu dedo pulgar.	
Vegetales Verdes	Lo que quepa en tus dos manos juntas y abiertas.	
Carbohidratos Complejos	La porción de arroz, pan, pasta debe ser igual a la palma de tu mano con los dedos juntos.	

Utensilios básicos

para preparar las recetas.

Es importante para que puedas medir y preparar exactamente las recetas de este libro y también medir tus porciones que tengas los siguientes utensilios básicos:

Balanza para alimentos	Tazas medidoras	Cucharas medidoras	Bandeja para hornear
Molde para pan	Molde para pastél	Manga pastelera y boquilla	Batidor de mano
Bowl	Espátula de silicona	Mat de silicóna	Olla pequeña
Rodillo de madera	Cuchillo afilado		

Licuadora	Horno	Microondas

Abreviaciones para las cantidades expresadas en el libro:

tz =   Taza
cda=   Cucharada
cdta =   Cucharadita
scoop =   Medida que trae el Whey protein
gr=   Gramos
°F=   Grados Farenheit
°C=   Grados centígrados
und =   Unidad
Reb =   Rebanada

Alimentos sustitutos para alergías e intolerancias.

Si eres celíaco:
Muchas de mis recetas puedes convertirlas en aptas para celíacos sustituyendo por ingredientes sin gluten

Harina de arroz	Harina de maíz	Harina de quinoa
Harina de almendras	Harina de coco	Harina de garbanzo

¿Cómo hacer harinas sin gluten?
Solo debes procesar el ingrediente en un procesador de alimentos hasta obtener una harina.
Ejemplo: si quieres hacer harina de garbanzos, debes colocar los garbanzos crudos en la licuadora y procesar hasta convertir en harina.
Según la receta , necesitarás cernir pasando la harina por un tamiz con mucha paciencia.
Consérvalas a temperatura ambiente y úsala en tus panquecas, cupcakes , panes, tortas, etc.

Si tienes Intolerancia a la lactosa
Puedes usar Leche vegetal

Avena	Linaza	Coco	Arroz	Frutos secos

¿Cómo hacer leches vegetales?
1 taza del ingrediente.
1 litro de agua.
Procesar y pasar por colador de tela.
En el caso de las nueces, almendras, avellanas, dejar remojando toda la noche en agua y desechar el agua.

Si eres intolerante al huevo
Puedes utilizar los siguientes sustitutos en bizcochos, muffins o cupcakes:
1- Puedes utilizar 1 cda de linaza, disuelta en 50 ml de agua.
2-Puedes utilizar también 1 cdta de bicarbonato de sodio mezclado con jugo de un limón.

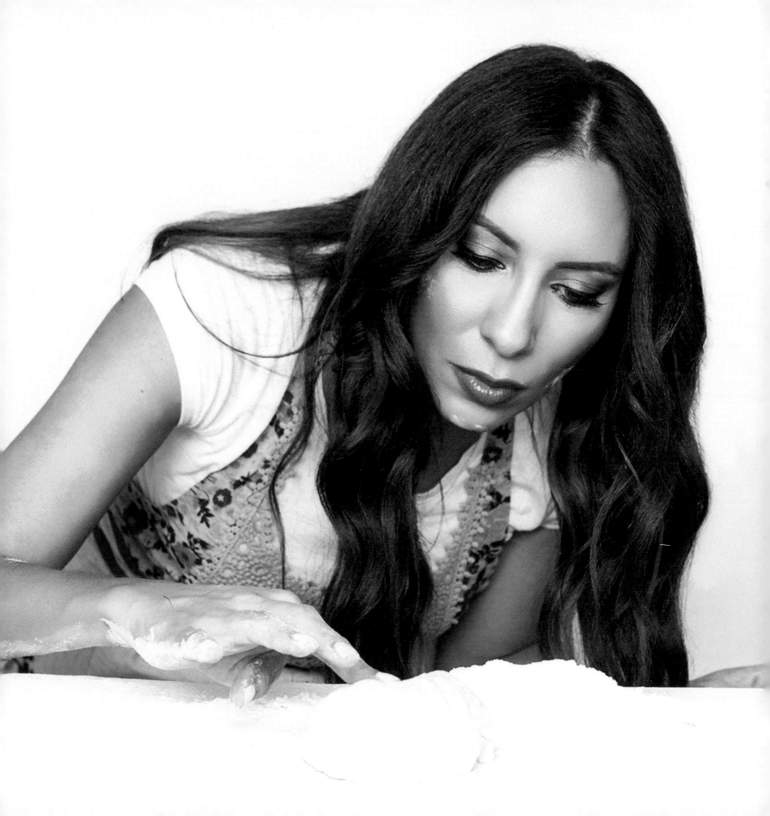

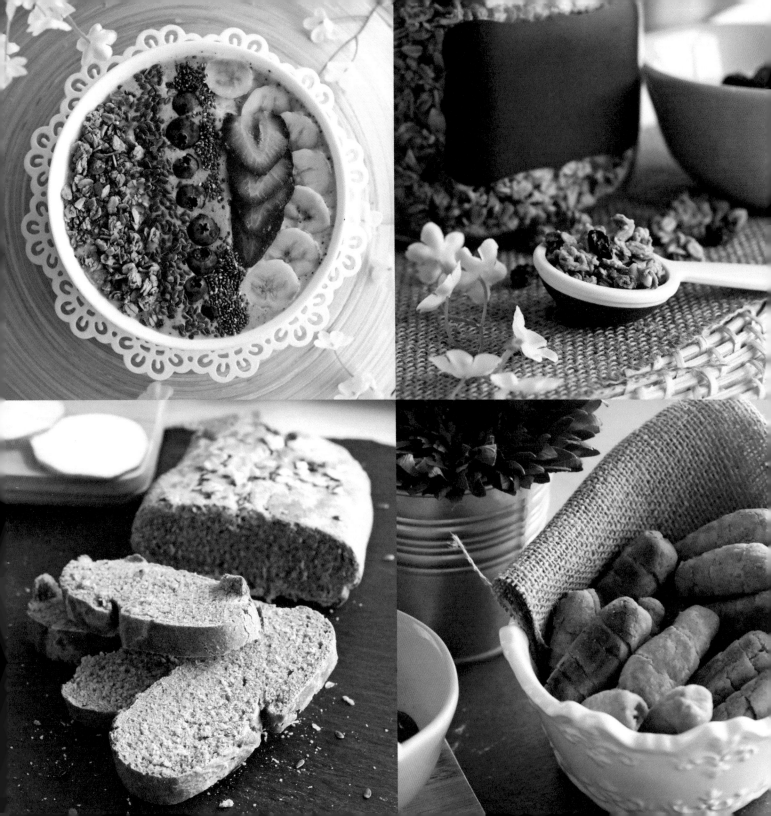

Desayunos

Bowl de Frutas

Un desayuno cargado de fibra y antioxidantes para activar tu día.

Bowl de Frutas

Ingredientes

5	und	Fresas congeladas
1/2	und	Banana congelada
1	cda	Yogur
1	cdta	Chía
3	cdas	Avena
1	cda	Linaza
1	cdta	Jengibre
2	cdas	Arándanos o
1/4	tz	Blueberries

Preparación

1- Coloca todos los ingredientes en la licuadora o procesador.

2- Agrega el hielo y procesa.

3- Sirve en un bowl y disfruta decorando con un topping de frutas, miel, semillas y frutos secos que gustes, en las porciones adecuadas.

 5 min
 1 porc.
 fácil

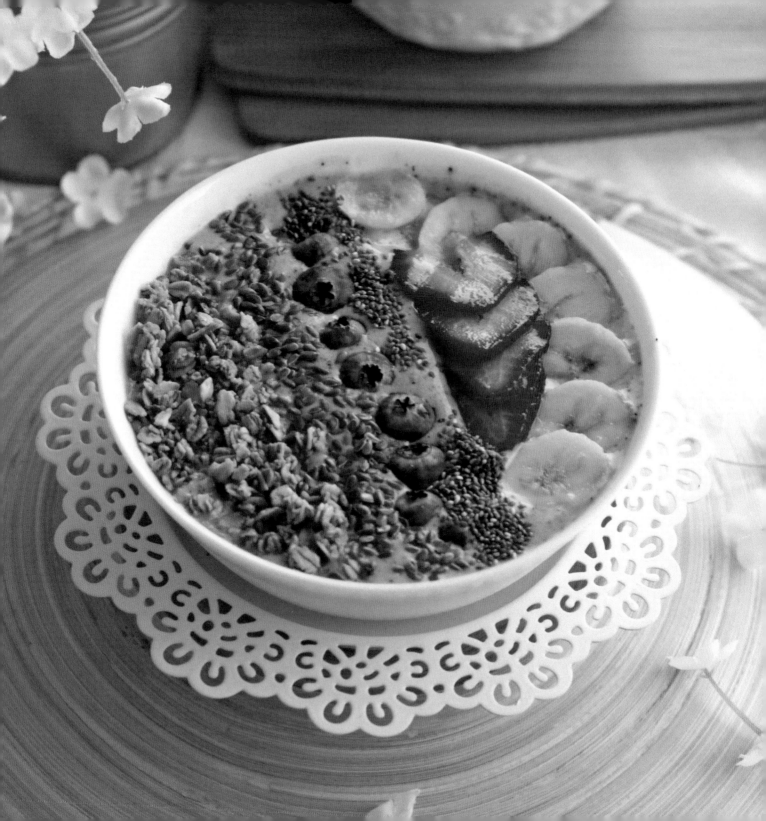

Granola

Una granola casera es la única forma de controlar que tengas ingredientes frescos y saludables en tu cereal.

Granola

Ingredientes

1	tz	Coco rallado
500	gr	Avena entera
3	cdas	Aceite de coco
1	tz	Nueces
1	tz	Almendras
1/2	tz	Merey (anacardos)
1/2	tz	Maní (cacahuates)
1	tz	Uvas pasas
2	cdas	Semillas de chía
2	cdas	Semillas de linaza
1	cda	Canela
5	cdas	Miel
1	cda	Vainilla

Lily tips: puedes usar los frutos secos y semillas que tengas o te gusten.

Preparación

1- Corta los frutos secos en trozos sin triturar.
2- Coloca en un bowl: los frutos secos, el coco, las semillas, la avena, la canela.
3- Añade las pasas, Mezcla bien.
4- Agrega la miel, la vainilla y el aceite de coco tratando de humedecer toda la mezcla del bowl.
5- Esparce toda la mezcla alrededor de una bandeja para hornear.
6- Cocina en el horno a 400°F (200°C), entre 20 a 30 minutos.
7- Revisa constantemente que se esté dorando parejo.
8- Retira del horno y agrega más canela si gustas.
9- Viértela en un envase de vidrio y se conservará por mas tiempo.

 5 min
 35 min
 1 porc.
 fácil

www.recetaslily.com

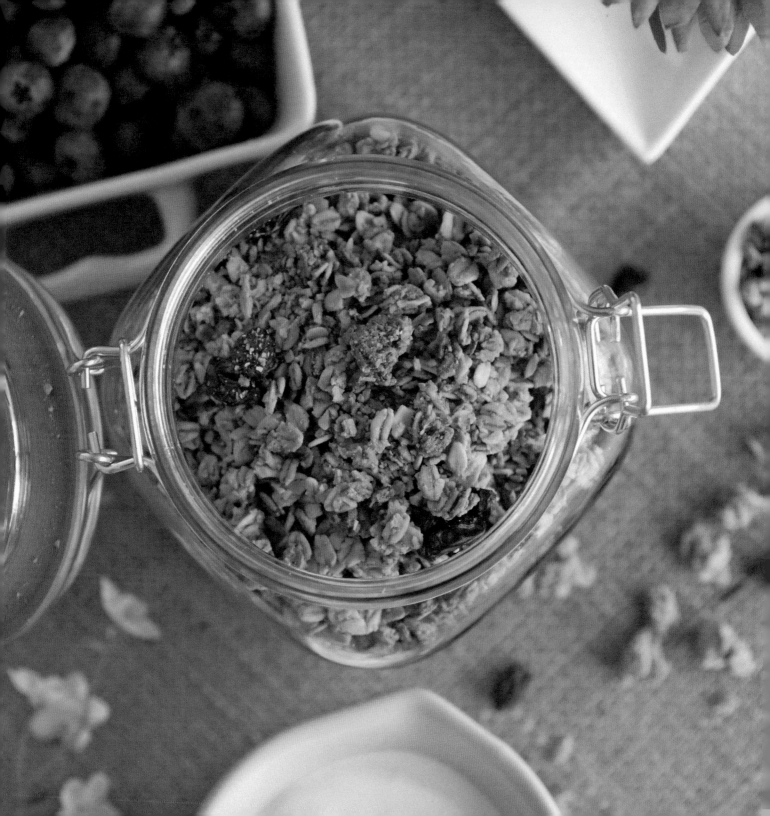

Tequeños de Colores

Los tequeños son unos deditos de queso envuelto en una tira de masa, en Venezuela es el pasapalo o picada que no falta en ninguna celebración.

Tequeños

Ingredientes

500	gr	Harina de trigo integral (sustituíble por harina sin gluten)
1	cda	Polvo de hornear
1	cda	Aceite de coco
250	ml	Agua tibia
1		Huevo
200	gr	Queso blanco duro

Para Tequeños de colores verdes
3	cdas	Espinaca lícuada

Para Tequeños de colores rosados
3	cdas	Puré de remolacha

Para Tequeños de colores naranja
3	cdas	Puré de zanahoria

Preparación

1- En un bowl mezcla la harina, el polvo de hornear , la sal y coloca en forma de volcán con un hueco en el centro.

2 -Agrega en el hueco los ingredientes húmedos: el huevo, el agua tibia, el aceite de coco.

3- Mezcla bien hasta obtener una masa elástica, suave y no pegajosa.

4- Divide y mezcla con el vegetal elegido para lograr el color de la masa.

5- Estira la masa en una superficie bastante delgada en forma rectangular, ve agregando harina en la superficie para que no pegue.

6- Corta tiras de 2 cm aproximadamente de ancho.

7- Corta el queso en forma de bastones del tamaño de un dedo meñique.

8- Enrolla la tira de masa alrededor de cada bastón de queso, hasta que quede cubierto completamente.

9- Prepara una bandeja para hornear, engrasada o usa un mat de silicona, coloca los tequeños uno al lado del otro.

10- Llevar al horno a 400°F (200°C), durante 15 a 20 minutos o hasta que veamos que la masa comienza a dorarse.

11- Retira del horno y disfruta los tequeños horneados.

Lily tips: Puedes congelar los tequeños crudos para cocinarlos más adelante, siempre debes separarlos entre ellos con papel encerado o te será imposible despegarlos posteriormente. Cuando vayas a descongelar, dejar fuera de la nevera unos 10 minutos, antes de llevar al horno.

 1 hora
 20 min
 5 porc.
 alta

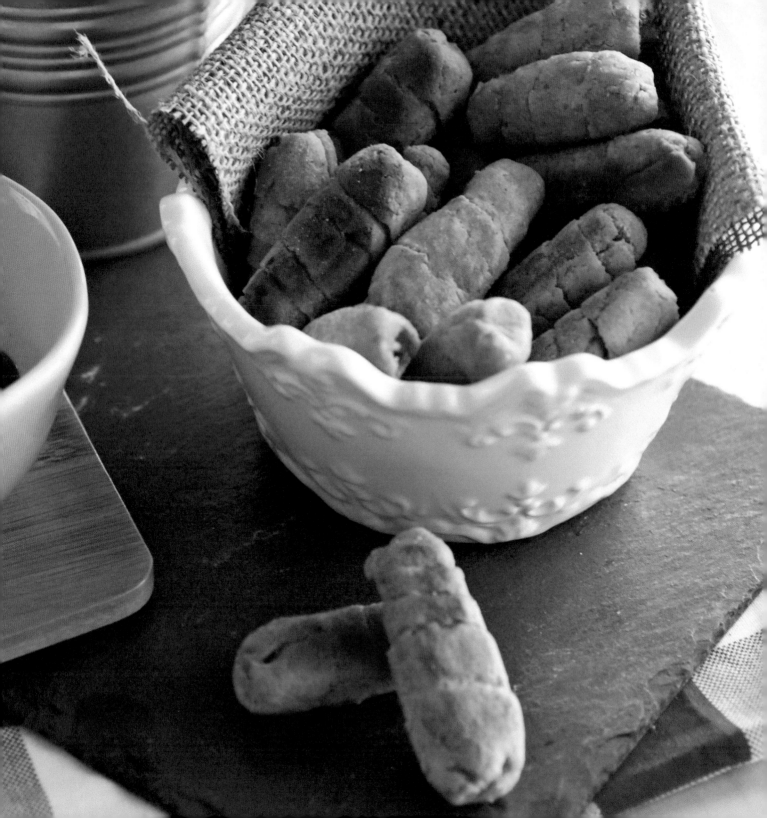

Pan de Calabacín

Un pan con más fibra y nutrientes.

Pan

Ingredientes

1	tz	Harina de trigo integral, sustituto: harina sin gluten
1	tz	Harina de maíz
1	cda	Bicarbonato de sodio
1/2	cdta	Sal
2	cdas	Linaza molida, sustituto: 1 huevo
1/2	tz	Agua (solo si no usas huevo)
1/2	cdta	Jugo de limón, o sustituto: vinagre
4	cdas	Aceite de coco
1	tz	Agua
1/3	tz	Calabacín procesado y exprimido
2	cdas	Aceite para untar los panes

Lily tips: Para decorar puedes usar: semillas de amapola, ajonjolí, girasol, linaza, avena.

Preparación

1- Mezclar la linaza con ½ taza de agua. Dejar reposar 15 minutos hasta que la mezcla quede "babosa" (obvia este paso si usas el huevo)

2- Precalentar el horno a 400°F (200°C),

3- Engrasa tu molde de pan o cúbrelo con papel parafinado

4- Mezcla los ingredientes húmedos: el aceite y el jugo de limón la mezcla de linaza (o huevo) y el calabacín.

5- Agregar el resto del agua y mezcla bien.

6- En un bowl mezcla los ingredientes secos.

7- Ir agregando de a 1-2 cucharadas de la mezcla de harinas a la mezcla líquida.

8- Mezcla bien, hasta obtener una masa blandita, no pegajosa, puede que necesites más agua o más harina para lograr la consistencia.

9- Dale forma al pan y colócalo en el molde previamente preparado,

10- Déja reposar unos 10 minutos.

11- Unta el pan con aceite de coco y agrega las semillas para decorar.

12- Lleva al horno de 15 a 25 minutos hasta que esté dorado.

13- Quedará crujiente y tostadito por fuera y suave por dentro.

 1 hora
 25 min
 12 porc.
 alta

www.recetaslily.com

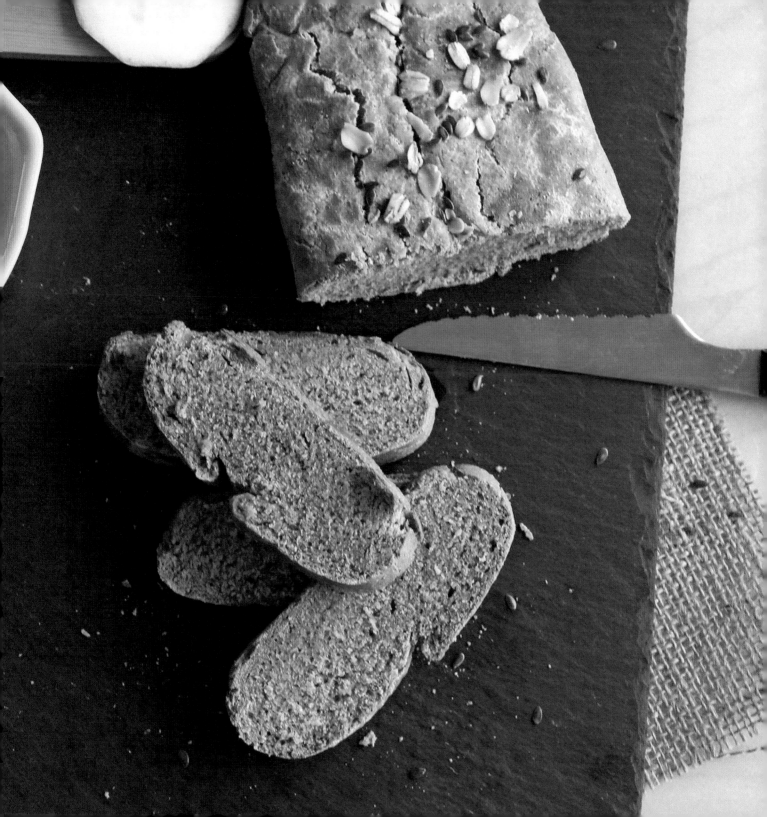

Pan de Yuca

Pan ligero y delicioso.

Pan

Ingredientes

2½	tz	Yuca sancochada y colada
1	cdta	Polvo de hornear
1	cdta	Sal
2	und	Huevos
2	tz	Queso feta desmenuzado sustituto: queso ricota yogur griego
2	tz	Queso parmesano rallado
2	cdas	Leche vegetal, usé de coco
4	cdas	Maicena

Lily tips: Si gustas puedes saborizar el pan con ajo, perejil, cebolla
Procesa con la yuca y agregan a la mezcla.

Preparación

1- Precalentar el horno a 400°F (200°C),
2- Preparar un molde de pan, engrasando o con papel de hornear.
3- Procesa la yuca hasta convertir en harina.
4- En un tazón grande mezclar los ingredientes secos, incluyendo la yuca.
5- En un recipiente aparte, mezclar los ingredientes húmedos y el queso hasta que esté bien combinado.
6- Verter los ingredientes líquidos en los ingredientes secos y mezclar hasta que esté bien homogénea la masa.
7- Dejar que la masa repose durante unos 5 minutos, tal vez quede un tanto pegajosa.
8- Amasar la masa hasta que tenga una bola redonda y lisa, puede ayudarse el untar la maicena en sus manos para manejar la masa.
9- Colocar en el molde de pan.
Si gustas también puedes hacer bolitas y hacer panecillos individuales.
10- Hornear entre 15 a 25 minutos.

40 min   25 min   8 porc.   media

www.recetaslily.com

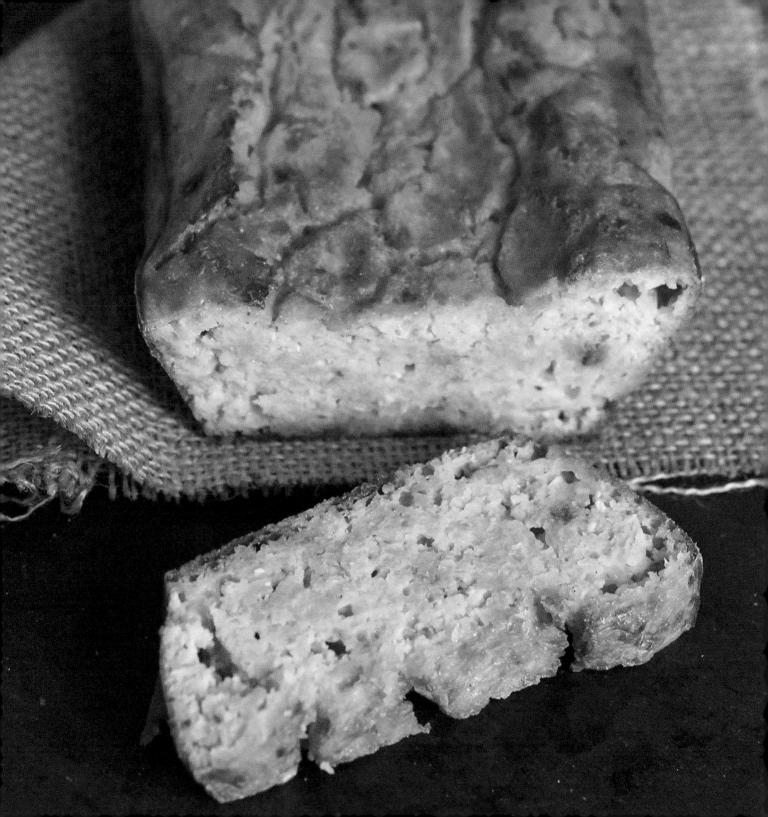

Panquecas de Espinacas

Las panquecas siempre serán una deliciosa manera de empezar el día.

Panquecas

Ingredientes

1/2	tz	Espinacas
1/4	tz	Piña
2	und	Huevos
1	cdta	Jengibre picadito
1	cdta	Canela y nuez moscada
1	cdta	Polvo de hornear
1/3	tz	Avena
1/3	tz	Leche vegetal
1	scoop	Whey protein de vainilla

Lily Tips La proteína o Whey protein es opcional, si no consumes este producto, no lo agregues.

Para el topping

1/3	tz	Piña
1/3	tz	Merey (Anacardos)
2	cdas	Miel
1/3	tz	Blueberries

Preparación

1- Mezclar todos los ingredientes en la licuadora. (Menos los ingredientes que usarás en el topping.

2- Cocinar las pancakes en una sartén antiadherente y agrega algunos blueberries.

3- Dora por ambos lados.

4- Sirve con el topping sugerido o tu fruta favorita.

30 min

20 min

2 porc.

fácil

www.recetaslily.com

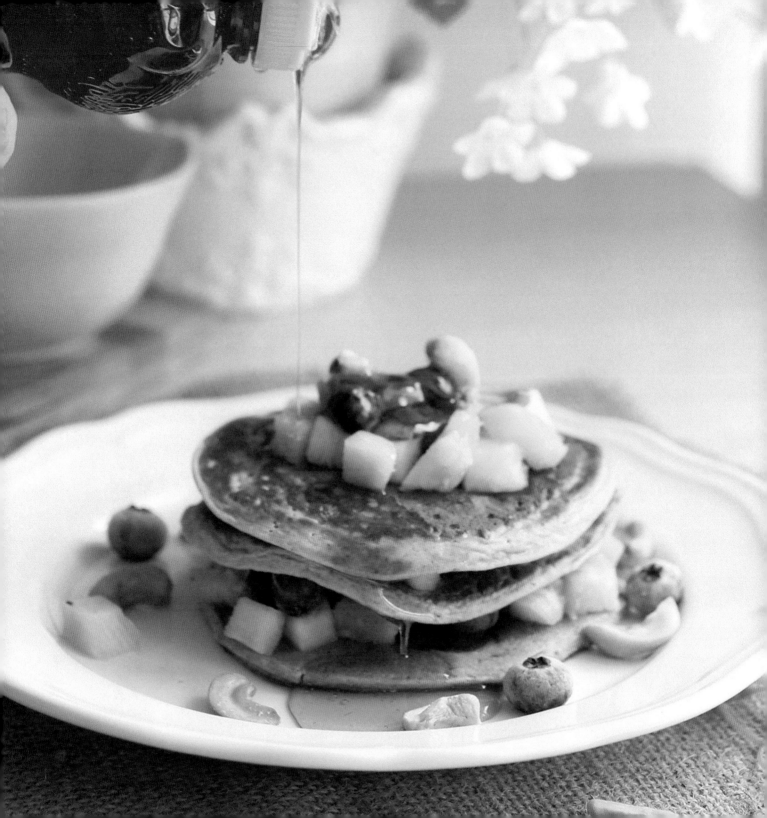

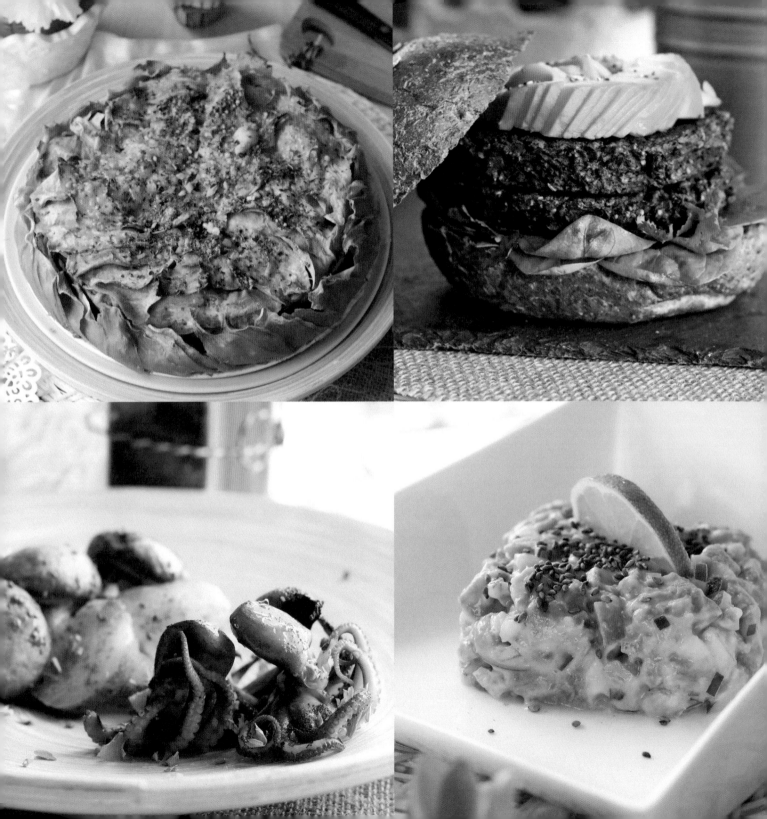

Almuerzos

Pastel de Carne

El pastel ya es una comida completa, puedes acompañar si gustas con una ensalada verde.

Pastel de Carne

Ingredientes

2	tz	Puré de papas
2	tz	Guiso de carne molida aliñada con vegetales
1	und	Huevo
2	cdas	Perejil picado
1	tz	Bechamel de coliflor

Para la bechamel de coliflor

1	und	Coliflor hervido
1/2	tz	Leche tibia (usé de almendras)
1/2	cdta	Nuez Moscada
1/2	und	Cebolla
1	cdta	Sal y pimienta

Lilytips : puedes agregar 1 cda de queso parmesano para gratinar y realzar el sabor.

Preparación

Bechamel de coliflor:

1- Coloca el coliflor en la licuadora o procesador de alimentos y procesa hasta convertir en crema.

2- Agrega la cebolla y poco a poco la leche vegetal, hasta lograr la consistencia de bechamel.

3- Agrega la nuez moscada, sal y pimienta.

Pastel

1- Precalentar el horno a 400°F (200°C),

2- En un molde para hornear previamente engrasado, coloca por capas cubriendo todo el molde con cada capa para armar el pastel:

Capa de puré de papas.

Capa de carne.

Capa de bechamel.

Capa de puré.

Capa de bechamel.

Agrega el Huevo batido por encima.

3- Lleva al horno durante 25 minutos.

4-Cuando haya dorado, retira del horno y deja compactar unos 10 minutos antes de servir.

1 hora

25 min

6 porc.

alta

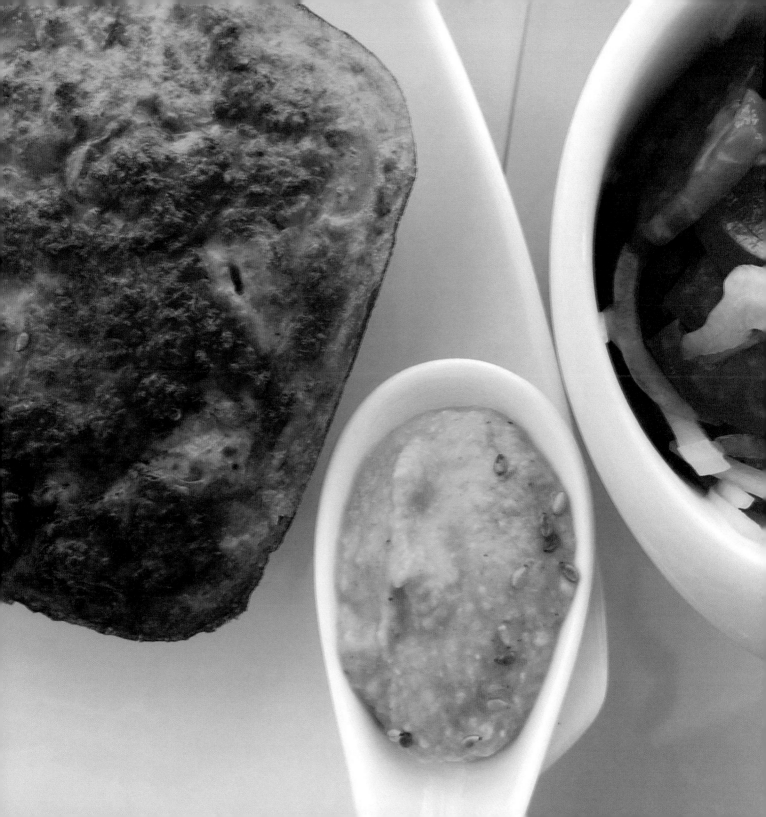

Hamburguesa de Remolacha

Ideal para un lunes sin carne.

Hamburguesas

Ingredientes

1	und	Pimentón rojo
1	tz	Remolacha
1	und	Bulbo de ajo
1	tz	Frijoles negros o garbanzos cocidos
1	tz	Cebolla finamente picada
1	cdta	Comino
1	cdta	Sal
1	cdta	Romero
1	cda	Linaza
1	cda	Chía
1/2	tz	Harina de arroz o avena
2	cdta	Polvo de hornear
1/4	tz	Perejil fresco, picado
1/4	tz	Cilantro fresco, picado

Armar Hamburguesa

6	und	Pan integral
1	und	Aguacate
2	und	Tomate
1	und	Cebolla pequeña
1	tz	Espinacas
		Mostaza al gusto

Preparación

1- Asar el pimentón, el ajo y la remolacha en una bandeja en el horno a 400°F (200°C), por 25 minutos hasta que el pimentón esté bien oscuro y la remolacha suave. El pimentón podría estar cocido en menor tiempo.

2- Colocar en el procesador la remolacha y procesar dejando algunos trozos para mantener la textura y el color. Colócala en un bowl.

3- Procesa el pimentón y el ajo y agrega al bowl.

4- Procesa los granos cocidos y agrega al bowl ,mezcla bien.

5. Agrega la cebolla finamente picada, comino, romero, sal, chía, harina, linaza, perejil y cilantro y el resto de los ingredientes.

6- Una vez obtengas una masa moldeable, dale forma a tus hamburguesas..

7- Cocínalas en una sartén antiadherente por ambos lados hasta dorar o también puedes colocarlas en una bandeja y cocinarlas en el horno por 15 minutos a 400°F (200°C),

8- Arma tus hamburguesas colocando entre dos rebanadas de pan, tomate, cebolla, aguacate, espinacas, mostaza y disfruta.

 1 hora
 40 min
 6 porc.
 media

www.recetaslily.com

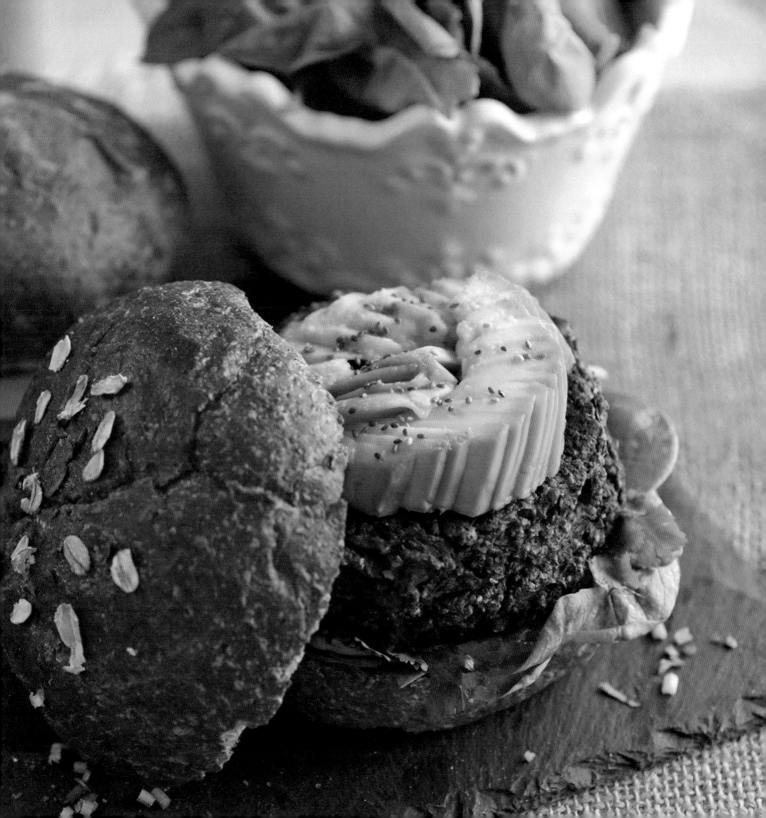

Raviolis de Plátano con Queso

Un ravioli irresistible.

Raviolis

Ingredientes

2	und	Plátanos no muy maduros
60	gr	Queso blanco
1	tz	Salsa de tomate natural

Preparación

1- Corta el plátano en finas tiras con la ayuda de un rebanador.

2- Corta el queso en rebanadas.

3- Coloca las tiras planas de plátano en forma de cruz.

4- Donde se unen las láminas de plátano coloca un trozo de queso.

5- Comienza a doblar una a la vez y una sobre otra, hasta que el ravioli esté completamente cerrado.

6- Se puede cocinar en una sartén y dorarlos por ambos lados y también colocar en una bandeja y hornear a 400°F (200°C), por 25 minutos o hasta que esté dorado.

7-Servir con salsa de tomate natural.

 30 min 25 min 2 porc. media

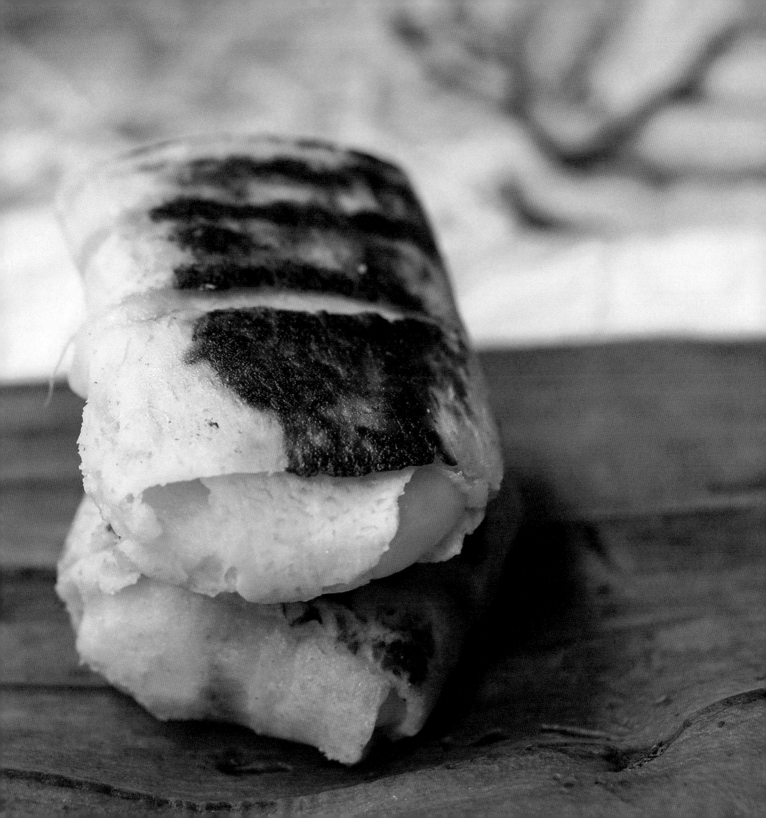

Empanada de Pavo

Perfecta para compartir en actividades al aire libre.

Empanada

Ingredientes

1	und	Batata grande (también conocida como sweet potato, boniato o camote)
500	gr	Pavo molido
1/2	und	Cebolla morada
1/2	tz	Salsa de tomate natural
1	cda	Orégano
2	cdas	Queso parmesano
1	cda	Comino
1	cda	Perejil
1	cdta	Sal y pimienta
1	cda	Romero
4	und	Dientes de ajo
1	cda	Aceite
5	und	Champiñones grandes
		Papel encerado

Preparación

1- Cortar la batata en rebanadas muy finas.

2- Marinar el pavo molido con ajo, parmesano, romero, perejil, comino, sal y pimienta durante 20 minutos.

3- Preparar un molde para hornear redondo de 28cm de diámetro por 7 cm de alto. Colócale papel encerado en el fondo y en los bordes , engrasando con aceite.

4- Precalentar el horno a 400°F (200°C),

5- Disponer las rebanadas de batata en el molde una encima de la otra hasta cubrir todos los lados y el fondo del molde.

6- Agregar el pavo marinado y cubrir todo el fondo.

7- Agregar una capa de cebolla, una capa de champiñones rebanados, una capa de salsa de tomate.

8- Agregar parmesano, orégano , sal y pimienta.

9- Cerrar la empanada con las láminas de batata, espolvorear con orégano.

10- Llevar al horno por 1 hora.

11- Sacar del horno y esperar 10 min para que compacte antes de servir.

20min   1 hora   8 porc.   media

www.recetaslily.com

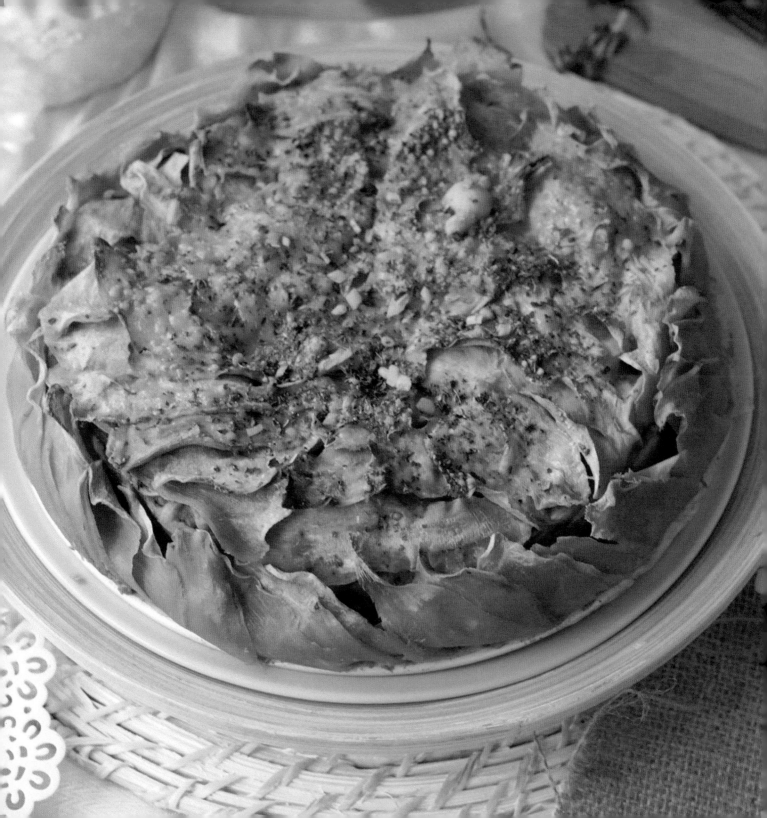

Pulpo a la gallega

Atrévete a probar el pulpo en su receta más tradicional.

Pulpo

Ingredientes

500	gr	Pulpo bebé
5	cdas	Aceite de oliva
1	cdta	Pimienta
1	cdta	Paprika o pimentón rojo en polvo
2	und	Papas
		Sal al gusto
1	cdta	Perejil

Preparación

1- Congela el pulpo una vez comprado.

2- Coloca una olla con agua y espera que hierva.

3- Cuando hierva agrega las papas.

4- Agrega los pulpos semi congelados e introduce y saca del agua 3 veces, a la tercera los dejas en la olla.

5- Cocina por 20 minutos hasta que las papas estén blandas.

6- Sirve los pulpos bebé con las papas y baña con el aceite de oliva, pimentón rojo, sal, pimienta y perejil.

 5 min
 20 min
 2 porc.
 fácil

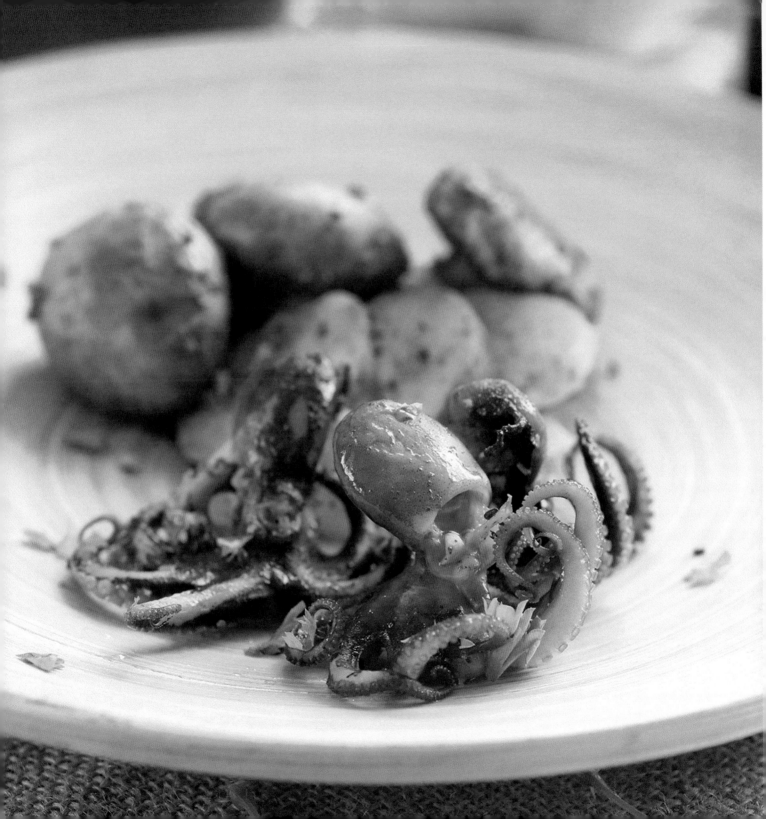

Tartar de Salmón

Picadito, ligero y crudo para mantener todos los nutrientes.

Tartar

Ingredientes

200	gr	Salmón fresco
1	und	Cebolla morada
2	cdas	Cilantro
1/2	und	Aguacate
1	und	Tallo de cebollín
1/4	tz	Jugo de limón
1	cda	Mostaza
1	cdta	Pimienta
1	cdta	Semillas de sésamo
		Sal al gusto

Preparación

1- Pica todos los ingredientes en cubos (cebolla, cilantro, aguacate, cebollín).

2- Mezcla en un bowl con el salmón.

3- Agrega el limón, la mostaza, sal y pimienta.

4- En una sartén tuesta el sésamo 5 min.

5- Sirve el tartar y espolvorea el sésamo por encima.

 15 min 5 min 2 porc. fácil

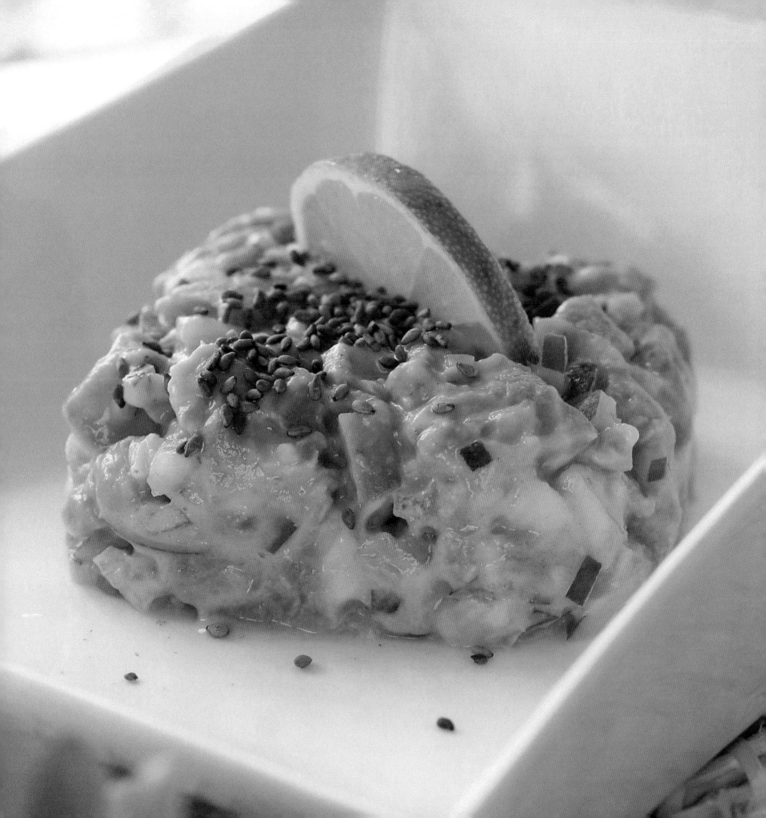

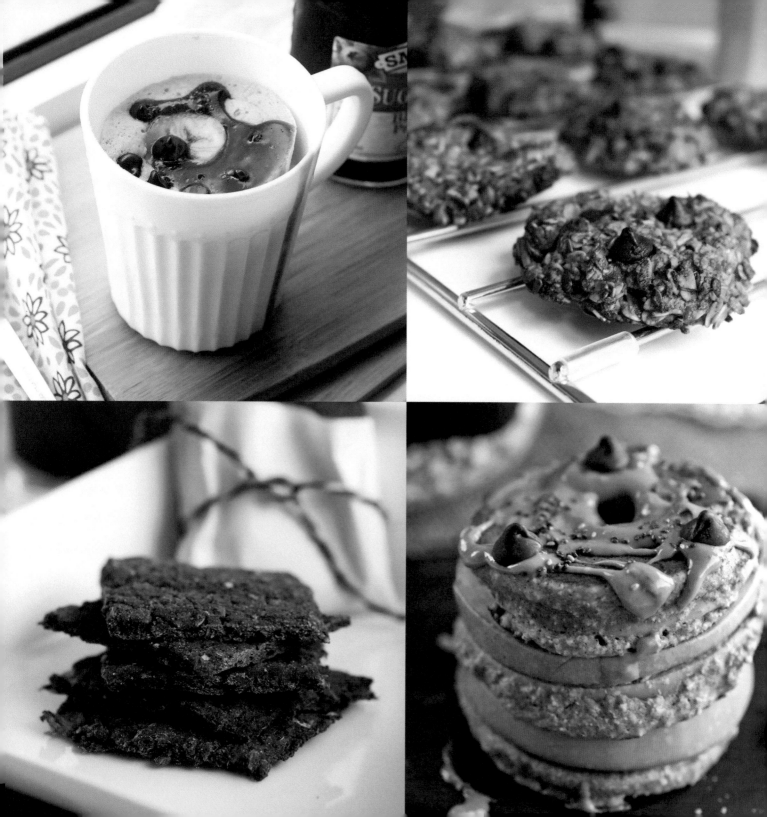

Meriendas

Galletas de Quinoa y Avena

Galletas deliciosas y saludables , llévalas contigo.

Galletas

Ingredientes

1	und	Banana
1	tz	Avena en hojuelas
1	tz	Quinoa cocida
1/3	tz	Chips chocolate amargo
2	cdas	Canela
1	cdta	Nuez moscada
1	pizca	Sal
10	und	Almendras picadas
1/4	tz	Pasas
1	cdta	Polvo de hornear
1	und	Piel de limón rallada
1	cdta	Aceite de coco
2	cdas	Miel

Preparación

1- En un bowl haz un puré con la banana y agrega el aceite de coco.

2- Agrega la quinoa y mezcla bien.

3- Agrega la avena, la canela, miel, nuez moscada, las almendras y los chips de chocolate, sal, polvo de hornear, pasas, piel de limón y mezcla muy bien.

4- Prepara una bandeja con papel encerado o un mat de silicona.

5- Precalienta el horno a 400°F (200°C),

6- Coloca cucharadas de la mezcla en la bandeja formando las galletas.

7- Hornea por 20 minutos.

 10 min
 20 min
 5 porc.
 media

www.recetaslily.com

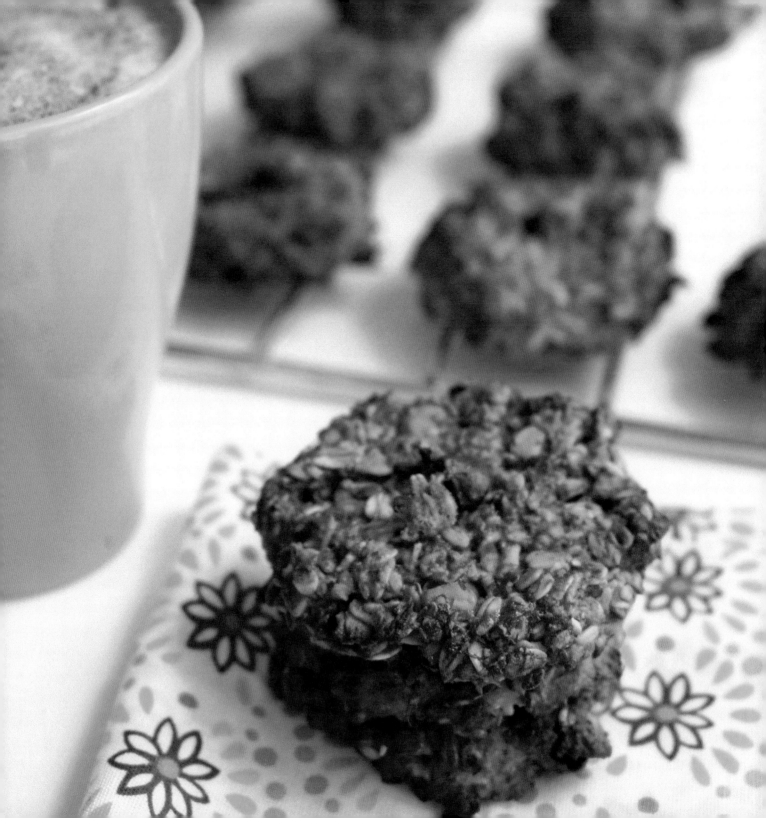

Mug Cake Red Berry

Un postre tan rico que no creerás que sea tan facil prepararalo.

Mug Cake

Ingredientes

1	und	Huevo
1/2	und	Banana
3	cdas	Avena
2	cdas	Canela
1	cdta	Polvo de hornear
1	cdta	Blueberries (arándanos)
3	cdas	Leche vegetal
1	cdta	Chips de chocolate
1	cda	Miel o stevia

Preparación

1- Mezcla todos los ingredientes en una taza con la ayuda de un batidor de mano o en la licuadora. (menos la mermelada, los blueberries y los chips de chocolate).

2- Primero los ingredientes húmedos y luego los secos.

3- Coloca la mezcla en una taza.

4- Agrega a la mezcla la mermelada, los blueberries y los chips de chocolate.

5- Lleva al microondas por un minuto y ve aumentando de 10 en 10 segundos hasta que esté bien cocido.

6- Disfruta.

 5 min
 2 min
 1 porc.
 fácil

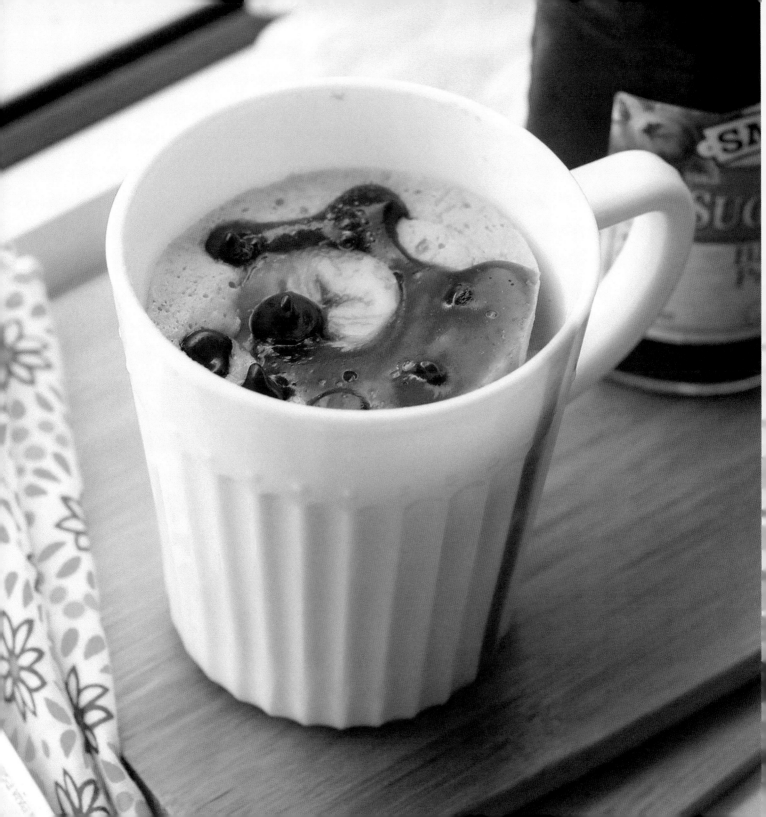

Bites Proteícos

Tus mini barras de proteína caseras.

Bites proteícos

Ingredientes

1½	tz	Avena entera
1	tz	Puré de manzana
4	cdas	Mantequilla de maní
1	cdta	Aceite de coco
1/3	tz	Semillas de linaza
1	cdta	Vainilla
5	cdas	Whey protein del sabor que gustes
1	cdta	Canela
3	cdas	Agua
1/3	tz	Frutos secos troceados: almendras, nueces, maní o cacahuates. anacardos o merey, etc.

Preparación

1- En un bowl grande mezcla todos los ingredientes convirtiéndolos en una masa.
2- Colocar el bowl en el refrigerador y dejar enfriar la masa durante 20-30 minutos.
3- Forma bolitas de masa.
4- Almacenar en el refrigerador en una bolsa hermética o recipiente tapado hasta por 2 semanas .
¡Disfruta!

 10 min
 20 min
 16 porc.
 fácil

www.recetaslily.com

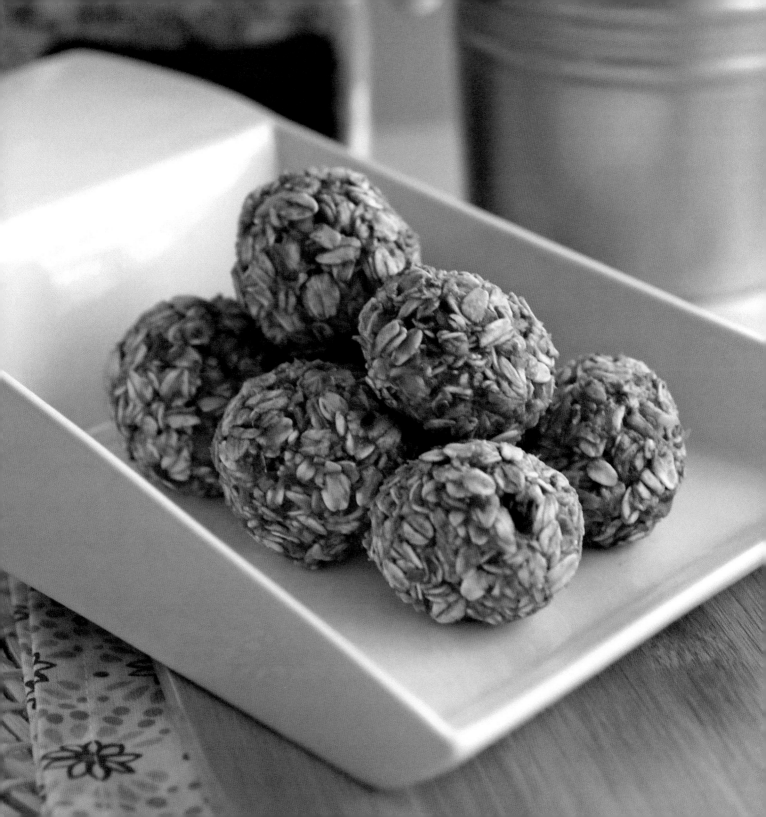

Crackers Fit

Deliciosas para servir con tus cremas saludables.

Cracker Fit

Ingredientes

1	tz	Harina de avena
1	tz	Frijoles negros
1/3	tz	Linaza
1	und	Zucchinis (calabacín)
1	cda	Albahaca
1	cdta	Polvo de hornear
1	cdta	Aceite de coco
1	cdta	Sal
1	cdta	Pimienta negra

Preparación

1- - Limpiar y rallar en rallador fino los zucchinis.
2- Procesar los frijoles hasta lograr un puré.
3- En un bowl mezclar todos los ingredientes.
4- Condimentar según su gusto.
5- Poner la masa sobre una bandeja con papel antiadherente o mat de silicona.
6- Alisar la masa con una espátula, con un gruesor de 5 mm.
7- Marca la masa con un cuchillo por donde la cortarás posteriormente, sin cortarla.
8- Esta masa no debe quedar muy fina, tiene bastante verdura mucha agua que se pierde en la deshidratación.
9- Llevar al horno en la temperatura baja 100°C (200°F). unos 40 minutos.
10- Terminar de secar hasta que queden secos y crujientes.

 30min
 40 min
 4 porc.
 media

www.recetaslily.com

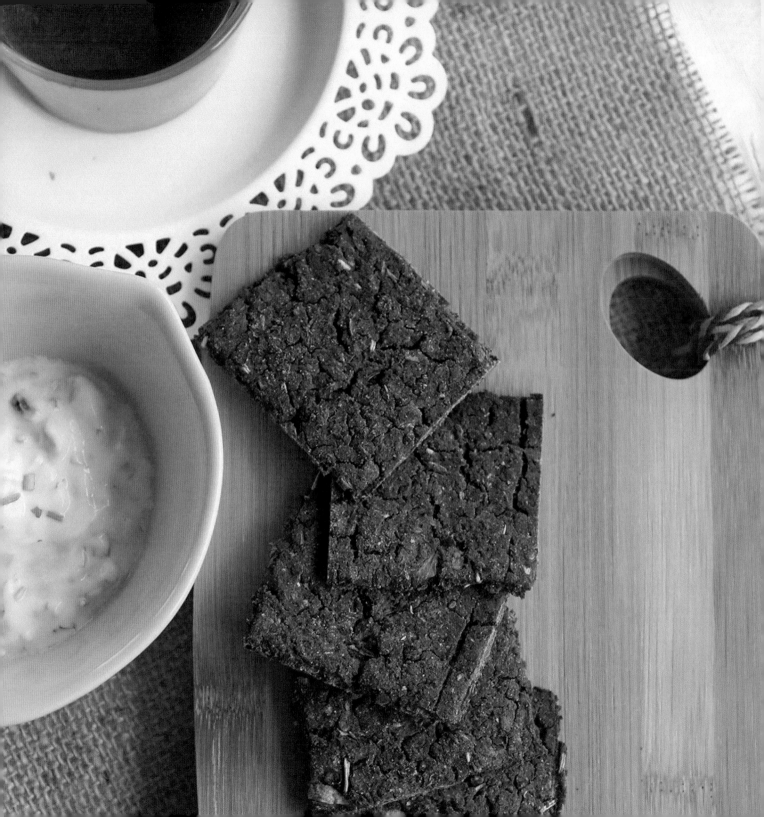

Aros de Manzana

¡Deliciosos y crujientes!

Aros

Ingredientes

1	und	Manzana grande
1/3	tz	Leche de almendras
1	tz	Avena
1	tz	Harina de almendras o maíz
2	und	Huevos
1	cdta	Polvo de hornear
1	cda	Canela
1	cda	Stevia

Preparación

1- Corta la manzana en rebanas gruesas y separa en aros grandes y pequeños, elimina la parte del centro.

2- En un bowl mezcla bien la leche, los huevos.

3- Mezcla las harinas y separa ½ taza de la mezcla para empanizar los aros.

4- Agrega las harinas, canela, stevia y el polvo de hornear a la mezcla de huevos.

5- Pasa los aros de manzana por la mezcla y luego por la mezcla de harinas para empanizar.

6- Coloca sobre un mat de silicona o una bandeja con papel encerado.

7- Lleva al horno 15 minutos a 400°F (200°C),(También puedes hacerlos en una sartén).

 15min
 15 min
 1 porc.
 media

www.recetaslily.com

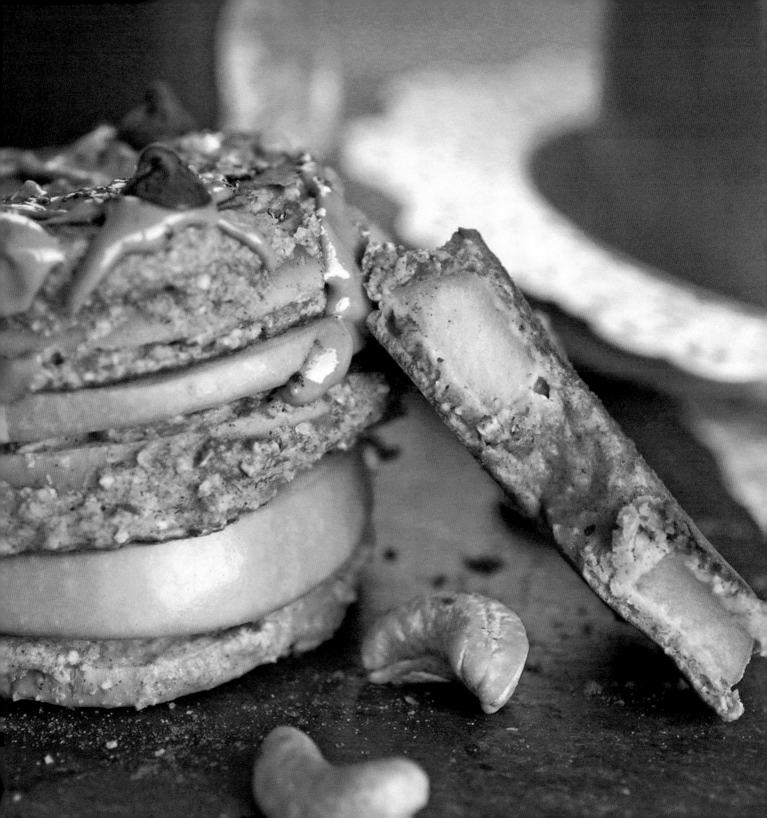

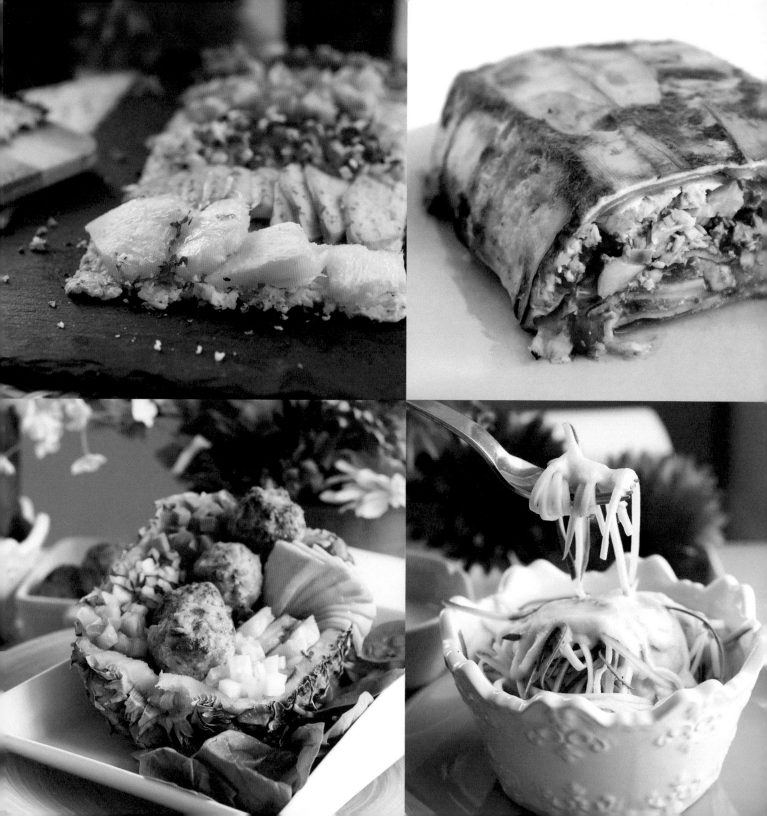

Cenas

Pastel de Salmón y Calabacín

Ligero y delicioso para una cena fuera de lo común.

Pastél

Ingredientes

1	und	Calabacín grande
2	tz	Salmón
1	cdas	Cebolla picada
1	und	Tomate
2	und	Hojas de albahaca
1	cda	Aceite de oliva
1/4	tz	Salsa de tomate natural
1	cdta	Orégano
2	und	Dientes de ajo
2	cdas	Queso ricotta
1	und	Huevo
1	cdta	Sal y pimienta
3	reb	Queso mozarella

Lily tips: puedes sustituir por atún, pollo mechado, carne molida, mariscos, etc.

Preparación

1- Rebana el calabacín en láminas muy finas, la parte del centro pícala en cubos o brunoise.

2- Haz una mezcla con los cubos de calabacín, albahaca picada, aceite de oliva, el tomate, ajo, orégano, sal, pimienta y 1 rebanada de mozarella picada (mezcla bien deja reposar 10 min).

3- En un molde de silicona preferiblemente, coloca una por una las láminas de calabacín hasta que cubras todo el fondo e incluso los lados trata de que te sobresalgan del molde.

4- Agrega el salmón, la cebolla, la salsa de tomate y la mezcla de calabacín capresa.

5- Agrega el queso ricotta.

6- Cierra bien con las láminas de calabacín.

7- Agrega salsa de tomate y un huevo batido por encima.

8- Agrega las rebanadas de queso mozarella en el tope.

9- lleva al horno a 200°C = 400°F. durante 25 minutos.

10 - Saca del horno y espera que compacte unos 10 min antes de desmoldar.

11 - Desmolda y disfruta!

 20 min 25 min 6 porc. media

www.recetaslily.com

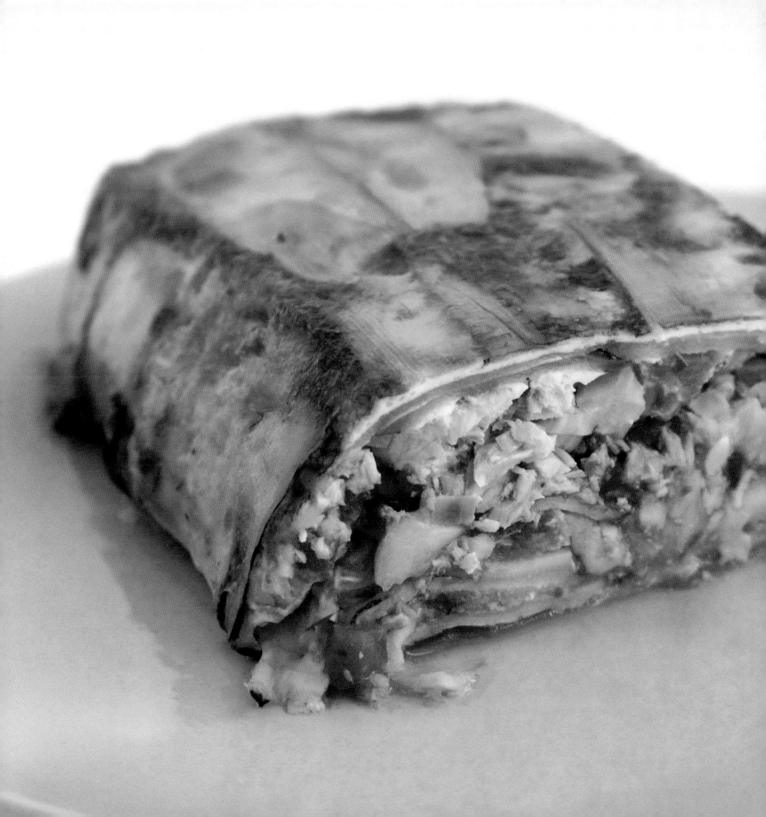

Pasta Alfredo

Deliciosa opción de pasta , baja en carbohidratos.

Pasta

Ingredientes

3	und	Dientes de ajo
1/2	tz	Cebolla
1	cdta	Aceite de coco
100	gr	Coliflor cocido
1/2	tz	Leche de almendras
1/2	cda	Jugo de limón
130	grs	Pasta larga sin gluten o un calabacín cortado en forma de pasta
1	cda	Perejil picadito
1/2	cdta	Nuez moscada
1	cdta	Polvo de hornear o bicarbonato de sodio
1	cdta	Sal
1/4	tz	Queso parmesano Pimienta blanca al gusto recién molida.

Preparación

1- En una olla coloca el coliflor bien lavadito y cocina en agua hasta que esté al dente.

2- En otra olla coloca el aceite de coco, cocina el ajo y la cebolla hasta que esté doradito.

3- Agrega el coliflor picado, la leche, la sal, la pimienta, la nuez moscada, el queso y cocinar hasta que se mezclen todos los ingredientes.

4- Lleva la mezcla a la licuadora y procesa, agrega el polvo de hornear y el jugo de limón.

5- Cocer la pasta al dente de acuerdo con las instrucciones del paquete. En caso de pasta de calabacín puedes cocinarla tres minutos en una sartén o usarla cruda.

6- Escurrir la pasta colocar en una sartén con la salsa.

7- Sirve , agrega más salsa, espolvorea con perejil y disfruta.

 15 min 15 min 2 porc. media

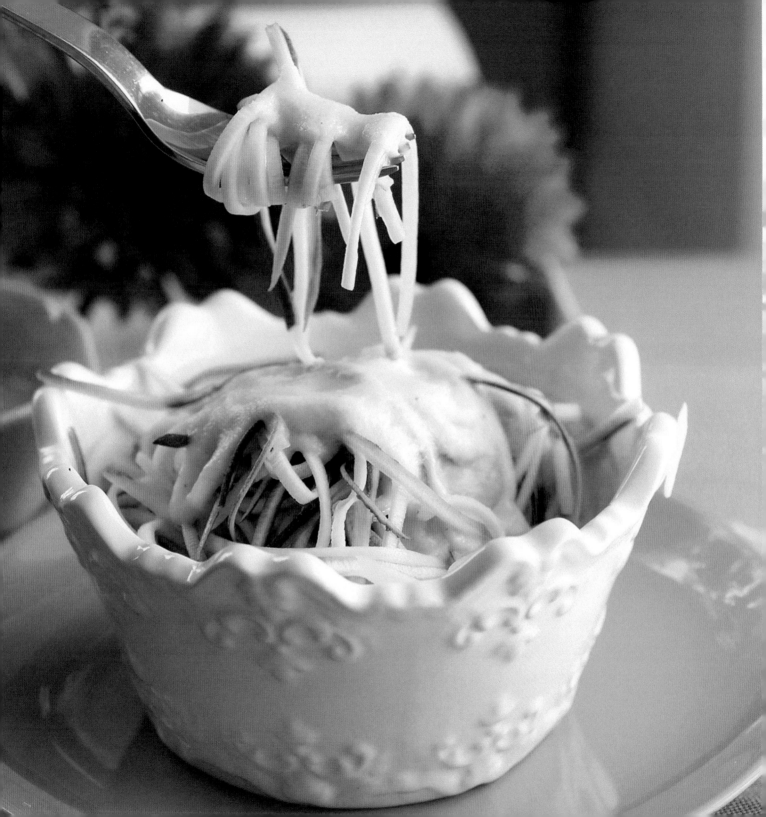

Pizza de Coliflor

Pizza low carbs llena de sabor.

Pizza

Ingredientes

1	und	Coliflor mediano
1/4	tz	Queso parmesano rallado
1/4	tz	Queso mozzarella
1	und	Huevo
1/4	cdta	Sal
1/2	cdta	Albahaca
1/2	cdta	Orégano
1	cdta	Perejil picado
1	und	Diente de ajo picadito
1	tz	Salsa de tomate

Topping

1	und	Pimentón
1/2	tz	Piña
1	und	Cebolla morada
1/2	tz	Champiñones
1/2	und	Aguacate
1	und	Tomate
		Queso mozzarella

Preparación

1- Precalentar el horno a 420°C (432°F).

2- Limpia bien el coliflor, hierve.

3- Procesa en la licuadora o en un procesador de alimentos hasta que quede parecido a la textura de arroz.

4- Exprímelo asegurándote de apretar tanto líquido como sea posible.

5- Combinar los coliflor, huevos, ajo, queso y condimentos.

6- Remover hasta que se forme una masa.

7- Extender la mezcla de coliflor en forma de una masa de pizza sobre un mat de silicona, papel encerado ligeramente engrasado o una bandeja para pizza.

8- Hornea durante aproximadamente 10-15 minutos, o hasta que la masa esté dorada y crujiente.

9- Después de que la masa esté dorada retírelo del horno y poner sus coberturas o toppings.

10- Llevar la pizza al horno, durante 2-5 minutos hasta que el queso se derrita.

11- Rebanar y servir caliente, disfrutar!

 40 min 20 min 4 porc. media

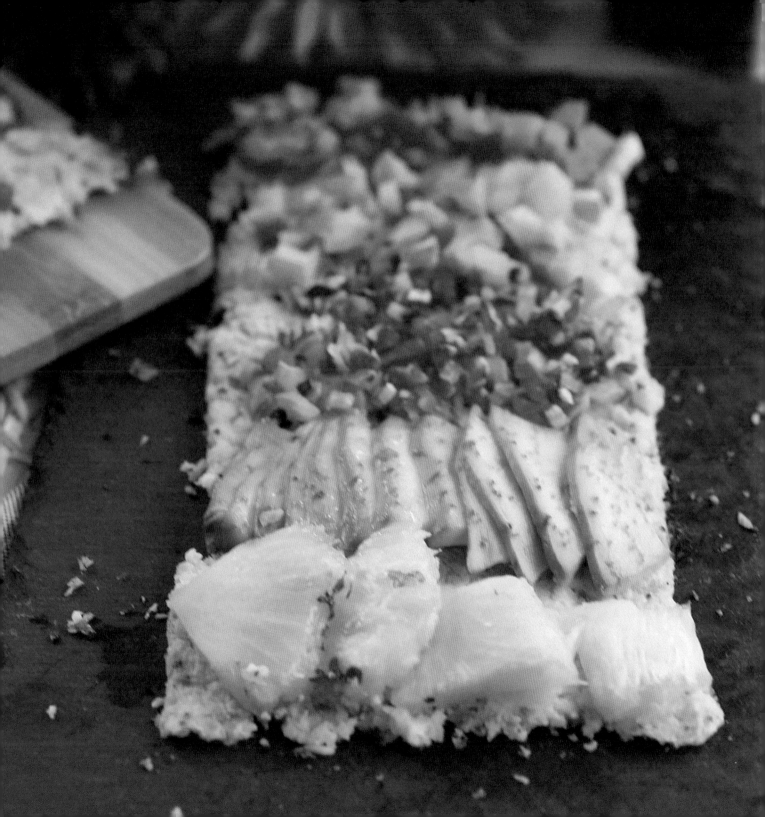

Ensalada de Pollo

Una ensalada, si puede ser una comida completa.

Ensalada

Ingredientes

320	gr	Pollo molido
3	und	Diente de Ajo
1/4	tz	Avena
1	cda	Perejil
1	tallo	Cebollín
1	cda	Queso parmesano
1	und	Clara huevo o aceite de coco

Para servir

1	und	Piña
1/2	und	Pimentón
1/2	und	Cebolla
1/2	und	Pepino
1	und	Zanahoria
1	und	Aguacate
1	tz	Espinaca
1	und	Tomate
1	cdta	Aceite de oliva
1	cdta	Cilantro
1	cdta	Sal
1	cdta	Mostaza
		Pimienta al gusto

Preparación

1- Corta la piña por la mitad en 2 partes iguales, extrae la fruta, lo más bonito posible para usar previamente para servir la ensalada.

2- Precalienta el horno a 200°C (400°F) prepara una bandeja previamente engrasada o usa un mat de silicona.

3- En un bowl coloca la carne de pollo, el ajo picadito, la avena, perejil, cebollín y el queso parmesano, mezcla hasta lograr una masa.

4- Dale forma a las albóndigas y coloca una al lado de la otra en la bandeja para hornear.

5- Puedes barnizar con clara de huevo o aceite de coco si las quieres más jugosas.

6- Hornea por 25 minutos hasta que estén bien cocidas.

7- Corta los vegetales y la piña en cubos y sazona con aceite de oliva, mostaza, sal y pimenta.

8- Empieza a decorar y armar tu canoa con los ingredientes.

9- Agrega los vegetales, la piña, las espinacas y las albóndigas.

10- Sirve , espolvoréa con cilantro y disfruta.

 1 hora 30 min 2 porc. media

www.recetaslily.com

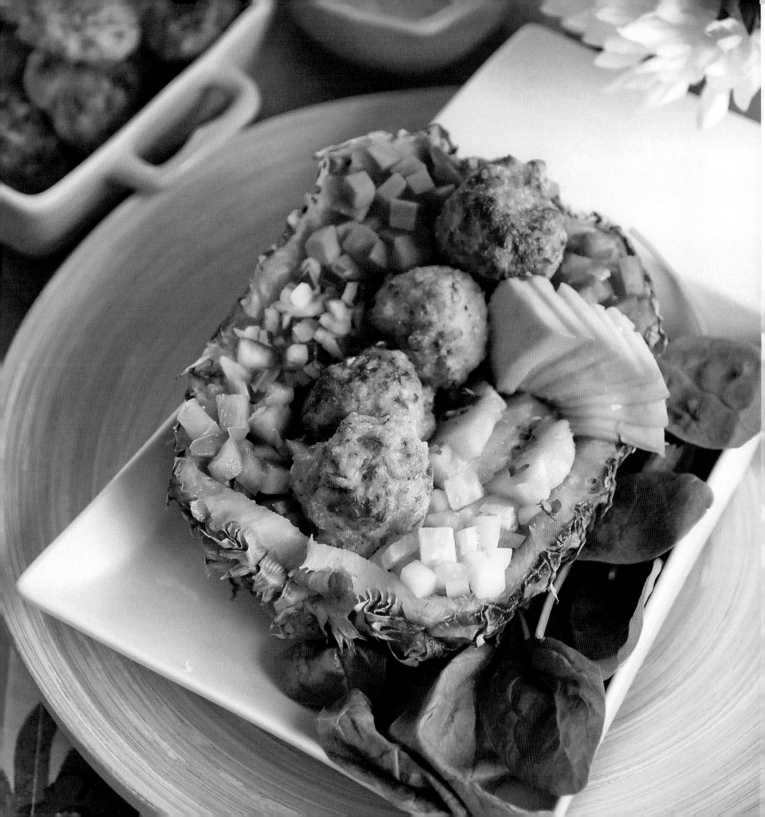

Aros de Cebolla

Deliciosos , crujientes y sin culpas.

Aros de Cebolla

Ingredientes

1	und	Cebolla grande
1/3	tz	Leche de almendras
1	tz	Harina de arroz o avena
1	tz	Harina de maíz
2	und	Huevos
1	cdta	Polvo de hornear
1	cdta	Sal
		Pimienta al gusto

Preparación

1- Corta la cebolla en rebanas gruesas y separa en aros grandes y pequeños.
2- En un bowl mezcla la leche, los huevos y bátelos bien.
3- Mezcla las harinas y separa ½ taza de la mezcla para empanizar los aros.
4- Agrega las harinas y el polvo de hornear.
5- Condimenta con sal y pimienta.
6- Pasa los aros de cebolla por la mezcla y coloca sobre un mat de silicon o una bandeja con papel encerado.
7- Lleva al horno 200°C (400°F) por 15 minutos hasta que estén crujientes.

Lily tips: si quieres saborizar agrega a la mezcla hierbas como orégano, romero o albahaca y parmesano.

 20 min
 15 min
 4 porc.
 media

www.recetaslily.com

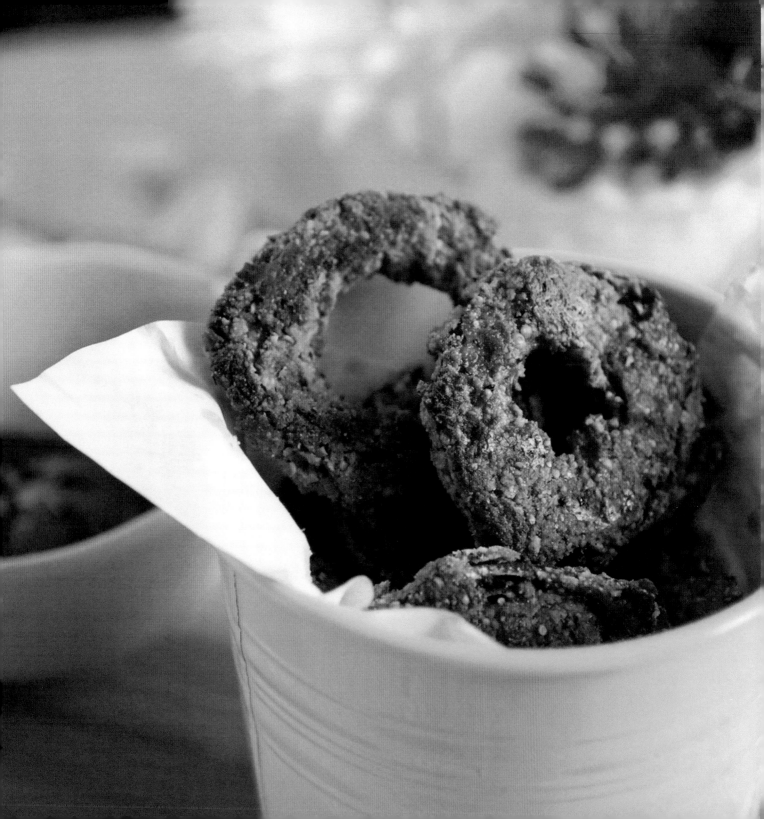

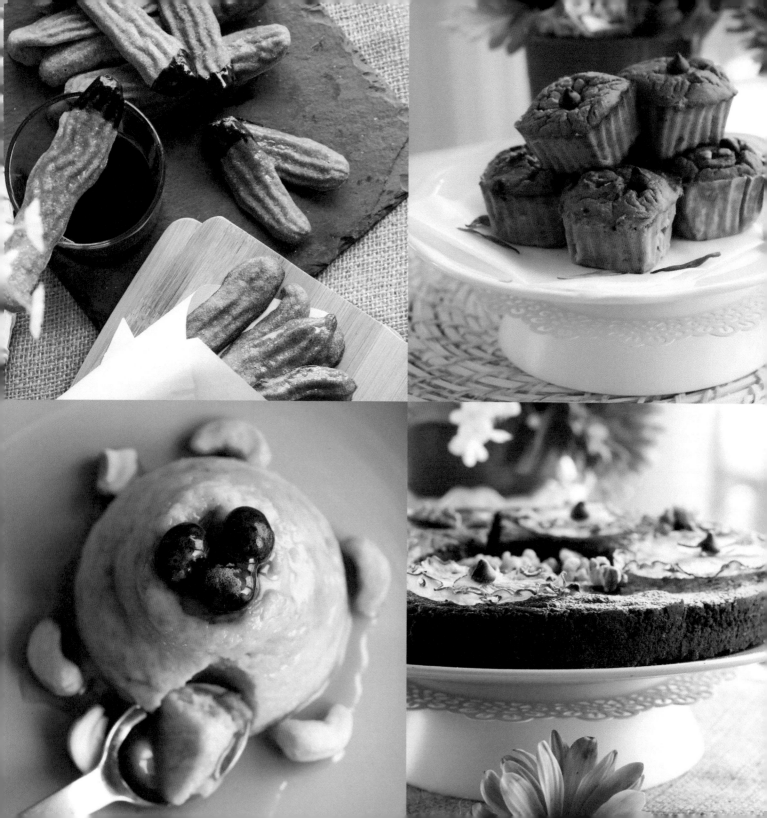

Postres

Churros

Tostaditos libres de frituras.

Churros

Ingredientes

250	gr	Harina de trigo integral
250	ml	Agua
1	cdta	Sal

Topping

2	cdtas	Miel
1	cdta	canela

Fudge Chocolate

2	cdas	Cacao
1	cdta	Stevia
1/2	tz	Leche vegetal
1	cdta	Vainilla
1	cdta	Maicena

Preparación

1- Precalentar el horno a 230°C (450°F) y tener preparada una bandeja con papel parafinado o un mat de silicona.
2- En una olla, poner el agua a calentar hasta que hierva.
3- Mezclar la harina y la sal en un bowl.
4- Cuando el agua empiece a hervir, añadir esta mezcla y retirar del fuego, mezclando bien para formar la masa.
5- Colocar la masa en una manga pastelera con boquilla ancha y colocarla uno a uno en la bandeja dándole forma al churro.
6- Hornear por 20 minutos , hasta que hayan dorado.
7- Espolvorear con canela y untar con miel.
8- Servir con chocolate caliente.

Topping de chocolate caliente:
1- Calienta la leche y agrega el cacao en polvo removiendo.
2- Agrega vainilla, stevia y la maicena hasta que obtenga el espesor deseado.

Lily tips:
- Si quieres el chocolate mas líquido, omite la maicena.
- Necesitarás una manga pastelera para formar los churros. Si la masa ha quedado muy líquida y se sale de la manga, añade un poco más de harina hasta que tenga la textura que adecuada.
- Si quieres Churros sin gluten usa harina de arroz.

20 min 20 min 4 porc. media

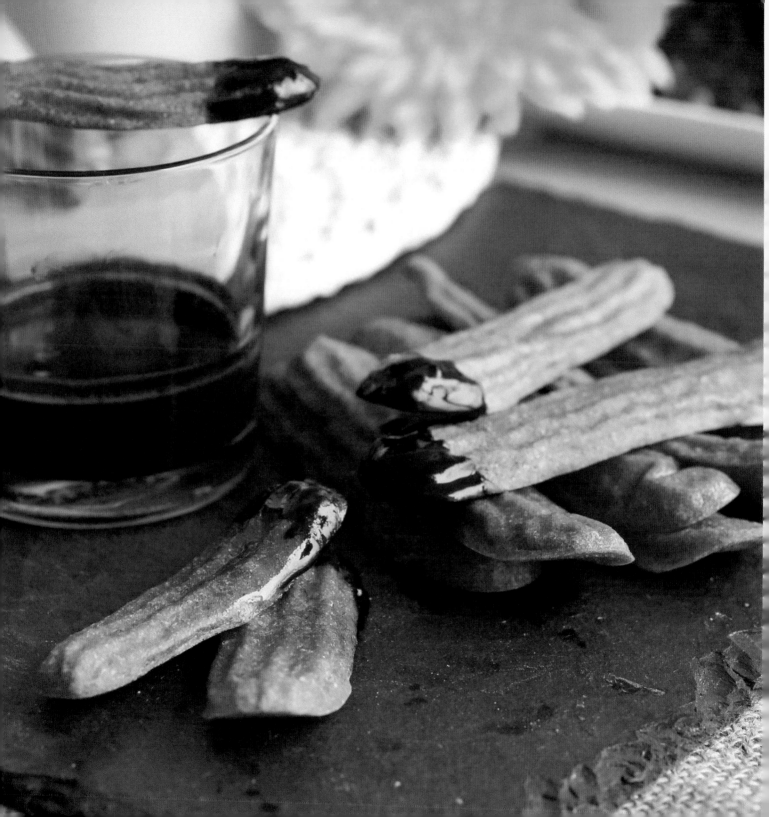

Cupcakes Calabaza Chips

Ponquecitos especiales para consentirte.

Cupcakes

Ingredientes

2	tz	Calabaza asada al horno o hervida
3	und	Huevos
2	tz	Avena
1	cda	Leche (usé de almendras)
1	cda	Yogur
1	cda	Pumpkin pie spice: es una mezcla de clavos, jengibre, nuez moscada, y canela, molidos
1	cdta	Polvo de hornear
2	cdta	Miel
24	und	Chips de chocolate
12	und	Nueces

Preparación

1- Precalienta el horno a 200C (400F) y prepara el molde para cupcakes con tus capacillos.

2- Coloca en la licuadora los ingredientes húmedos : huevos, leche, yogur, miel y mezcla.

3- Agrega los ingredientes secos, avena, polvo de hornear, pumpkin pie spice y mezcla bien.

4- Coloca la mezcla en los capacillos, agrega una nuez y uno o dos chips de chocolate a cada uno.

5- Lleva al horno por 25 a 30 minutos, hasta que insertes un palito y este salga limpio.

 15 min
 30 min
 12 porc.
 media

www.recetaslily.com

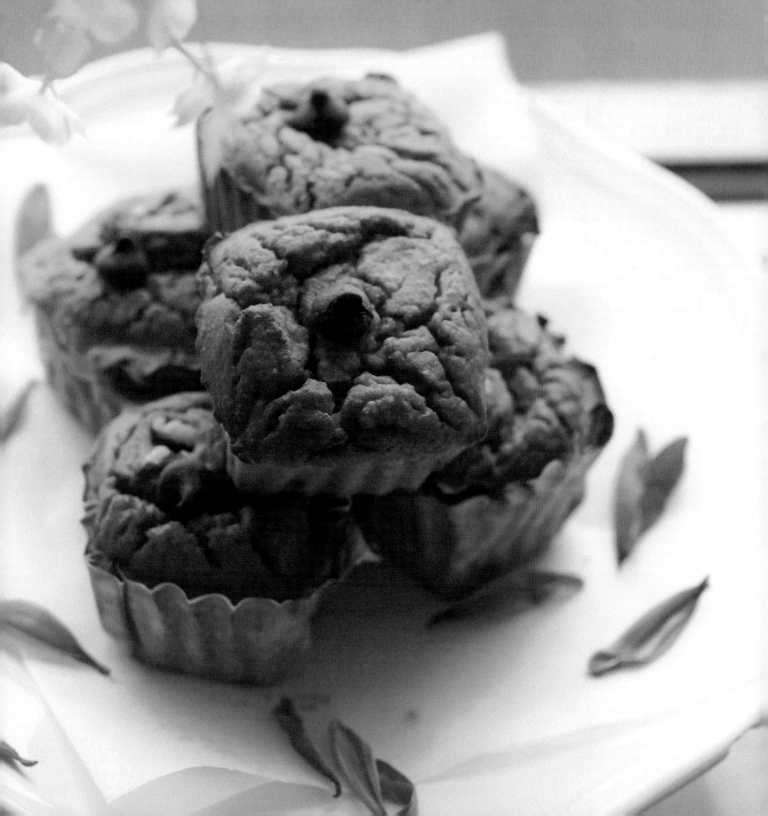

Flan de Maíz

Nunca fué tan fácil hacer un flan saludable.

Flan

Ingredientes

2	tz	Granos de Maíz
1/2	tz	Leche almendras
2	und	Huevos
1	cdta	Vainilla
1	cda	Miel
1/2	scoop	Whey protein de vainilla opcional*
2	cdas	Ron opcional*
1	cdta	Vainilla
1	cdta	Stevia

Topping

2	cdas	Miel
		Fruta de tu preferencia

Lily Tips: Si no usas los ingredientes opcionales simplemente obviar en la receta.

Preparación

1- Bate todos los ingredientes en la licuadora.

2- Coloca la mezcla en 2 tazas separadas o en molde de silicon con forma de flan.

3- Lleva al microondas 1 minuto, chequéalo y colócado 1 minuto mas, chequéalo y llévalo 20 segundos más, hasta que esté completamente compactada toda la mezcla, si está líquida en el fondo ve agregando 10 segundos. (Puede tardar unos 2:40 minutos pero ya saben que todos los microondas son distintos así que prefiero que vayan probando).

4- Desmolda y agrega miel por encima.

5- Decoré con merey y arándanos.

Lily tips: Si no usas microondas, lo puedes hacer también a baño de Maria, debe tardar entre 10 a 20 minutos.

5 min   2 min   2 porc.   fácil

www.recetaslily.com

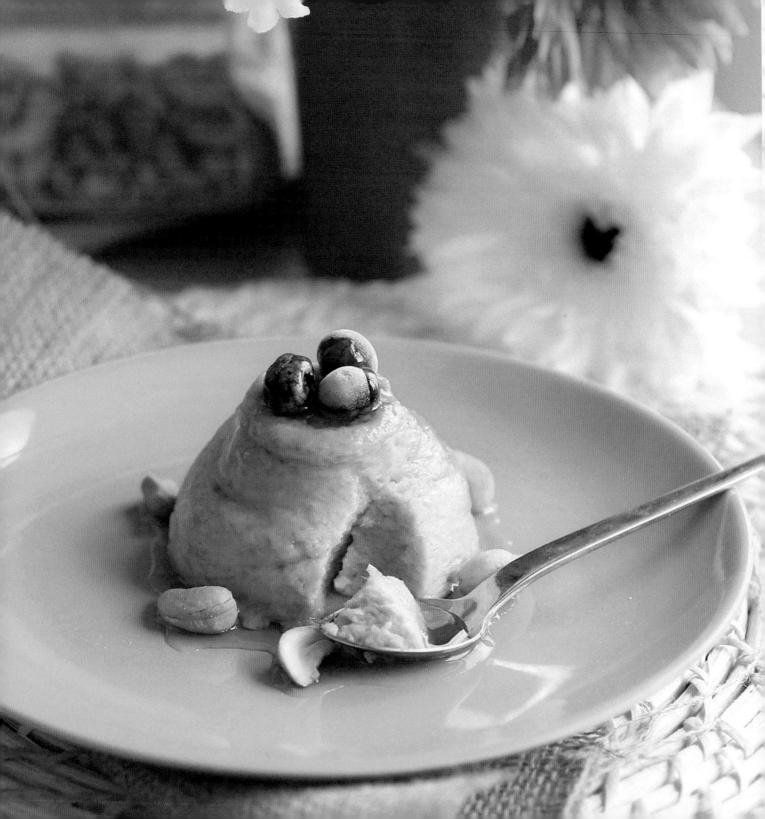

Bizcocho de chocolate sin Huevos

Excelente opción para veganos y alérgicos al huevo.

Torta

Ingredientes

300	gr	Harina de Avena
30	gr	Cacao puro sin azúcar
450	ml	Leche de almendras
40	gr	Aceite de coco
1	cdta	Polvo de hornear
1	cdta	Linaza
1	cda	Chip de chocolate sin Azúcar
1/3	tz	Nueces

Topping fudge de chocolate

1/2	tz	Leche de almendras
30	gr	Chocolate negro sin Azúcar
1	cda	Cacao en polvo sin Azúcar
2	cdas	Stevia
1	cda	Maicena
1	cdta	Vainilla

Preparación

1- Mezclar las harinas con todos los ingredientes secos (cacao, polvo de hornear, linaza.
2- Batir aceite y la leche.
3 - Ir incorporando poco a poco la mezcla de harinas, mezclar hasta obtener una mezcla homogénea sin grumos. (incluso también puedes lograr buenos resultados si lo haces en la licuadora.
4- Verter la mezcla a un molde engrasado en forma de rosca o circular de unos 20cm de diámetro, engrasado o dispuesto con papel encerado.
5- Agregar las nueces y los chips de chocolate, introduciéndolos dentro de la mezcla.
6- Hornear durante 35-40 min a 200°C (400°F).
7- Comprobar punto de cocción con un palillo.
8- No desmoldar hasta pasados al menos 10 minutos, para que no se rompa el bizcocho.

Topping:
1- Calentar la leche y agregar el chocolate hasta derretir.
2- Agregar el cacao, la stevia, la vainilla y mezclar bien. Agrega poco a poco la maicena diluyendo bien, hasta lograr el espesor deseado.
3- Decorar el bizcocho.

Lily tips: usé chips de piña y coco para decorar el pastél.

 5 min
 30 min
 8 porc.
 media

www.recetaslily.com

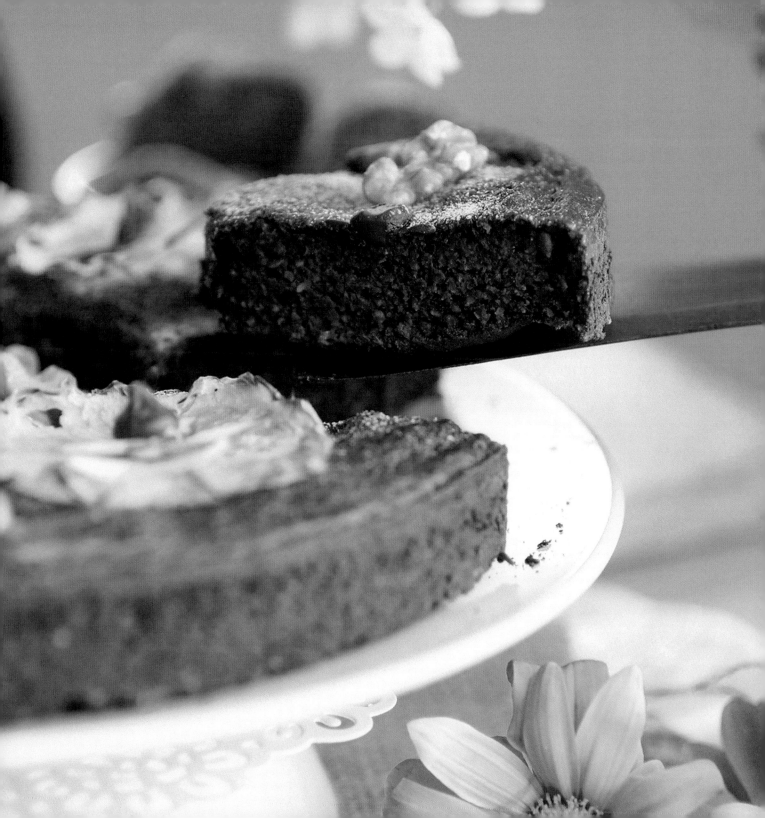

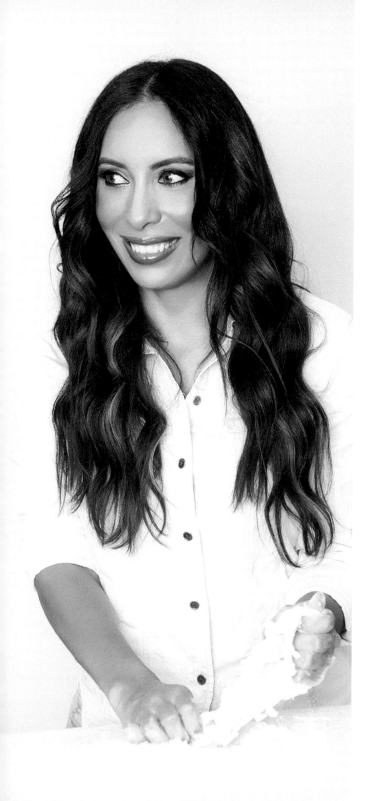

Lily Ramírez

Es una apasionada de la comida sana y se ha convertido en una importante motivadora en lo que a hábitos saludables se refiere. Su blog www.recetaslily.com y sus redes sociales se han vuelto una visita obligada para aquellos que quieren obtener recetas y tips saludables, porque pone a disposición toda la información necesaria para cambiar su manera de comer y adoptar buenos hábitos.

Su usuario en Instagram @Recetaslily cuenta con más de 500 mil seguidores, quienes disponen en esta red social de al menos 2.000 recetas, consejos y tips, para que se animen a cocinar en casa y a disfrutar del proceso de elaboración de los alimentos así como también en su canal de Youtube Recetas Lily.

Más que un acto de rebeldía, el decir "Yo NO hago dietas" también puede verse como una filosofía de vida. Así lo ha asumido la Venezolana Lilibeth Ramírez, autora de su primer libro "Yo no hago dietas", quien está convencida de que para obtener el peso deseado y sentirse bien, no hay que someterse a regímenes alimenticios estrictos sino seguir hábitos saludables, que garanticen resultados que sean sostenibles en el tiempo.

Por tanto, la premisa es aprender a cocinar, porque no podemos dejarle a otro la responsabilidad de nuestra salud.

"Te diré cómo hacerlo, de una manera fácil, rápida y entretenida para que conozcas nuevos ingredientes y uses los mejores tipos de cocción.La clave está en organizarte y planificar, tanto tus comidas como tus actividades físicas. Sólo es cuestión de voluntad, para dejar atrás todas las excusas".

Lily se ha convertido en una motivadora saludable, que busca acompañar a sus seguidores en ese camino de crear nuevos hábitos, compartiendo sus preparaciones, consejos sobre alimentación y tips fitness, para fomentar la actividad física como parte esencial de una vida más sana.

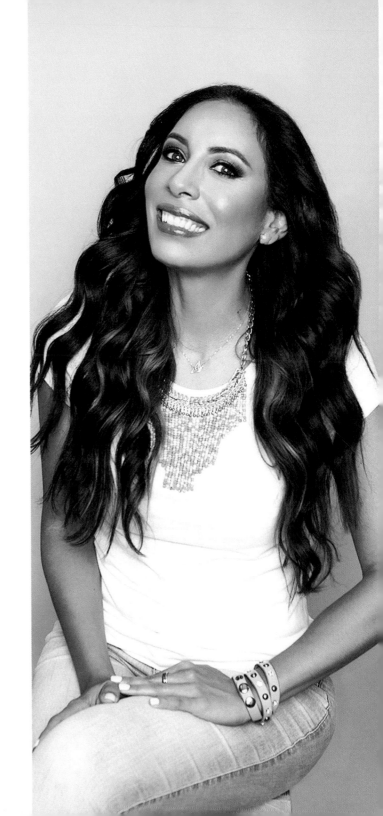

"No pretendo volverte un experto en nutrición ni que entrenes para competir, a menos que ese sea tu sueño. Pero si quiero que aprendas a cocinar de manera saludable, a mirar bien todo lo que comes y tener conocimiento de lo importante que es para ti elegir alimentos de calidad. Espero motivarte a sacar lo mejor de ti, a que no te compares con nadie más, a que aprendas que cuidarte es quererte y que nadie es más importante en tu vida que tú. No importa tu condición, edad o peso. Si quieres cambiar, puedes lograrlo. Solo es cuestión de proponértelo y empezar. La motivación para cambiar tu estilo de vida está dentro de ti. Tú también puedes lograr lucir como sueñas, sin dietas y comiendo rico".

@RecetasLily

www.RecetasLily.com

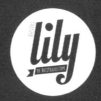

Copyright 2016 | All Rights Reserved | RecetasLily